Web
動画付き

すぐわかる！
ミッドライン
カテーテル
46の疑問

監修 阪本雄一郎 佐賀大学医学部救急医学講座 教授

著 中山賢人 佐賀大学医学部附属病院高度救命救急センター 助教

南山堂

監修のことば

国内初！ミッドラインカテーテルに関する体系的な書籍を監修しました

　医療現場で注目されているミッドラインカテーテルは，PICC（末梢挿入型中心静脈カテーテル）より挿入が容易で，従来の短い末梢静脈カテーテルより適応範囲が広い特長を持つ重要な医療機器です．しかし，国内にはこれまでミッドラインカテーテルに関する体系的な書籍がなく，多くの医療従事者が必要な情報を得るのに苦労している現状がありました．

　この課題を解決し，公の利益に貢献したいという強い思いから，著者は国内外の最新の知見や豊富な実践経験をもとに，ミッドラインカテーテルに関する情報を一冊にまとめ上げました．本書には，著者の情熱と使命感が詰まっており，医療現場で日々努力を重ねる全ての方々のために作り上げた渾身の一冊です．

　本書の内容は，初めてミッドラインカテーテルを扱う方でもわかりやすいよう，挿入手技の詳細な解説，固定位置や管理方法，使用時の注意点までを網羅しています．また，臨床で直面しがちな課題やトラブルへの具体的な対応策についても丁寧に解説しています．豊富な写真やイラストを用いることで，視覚的にも理解しやすい構成となっています．

　ミッドラインカテーテルの適切な使用は，患者様の感染リスクを低減し，治療の選択肢を広げるとともに，医療従事者の負担軽減にも寄与します．本書が，ミッドラインカテーテルの普及と安全な使用を後押しし，多くの方々の医療の質向上に役立つことを心より願っています．

　本書に込められた情熱と知識を，ぜひお手に取ってお確かめください．

2025 年 1 月

佐賀大学医学部救急医学講座　教授

阪本雄一郎

序

ミッドラインカテーテルは魔法のデバイス

　ミッドラインカテーテルという存在を知ったとき，「これは魔法のデバイスに違いない！」と感じました．末梢静脈カテーテルなのに，ダブルルーメンがあって，採血や造影 CT も可能，その上，長期留置にも適しており，圧倒的な安全性も兼ね備えています．確かにとても魅力的なデバイスではありますが，実際のところ，デメリットも複数あり（詳細は Part I で解説します），残念ながら「魔法のデバイス」とは言えないかもしれません．ミッドラインカテーテルはエコーガイド下で血管穿刺を行うため，そのスキルを身につけることで，見えない血管を「触覚」という原始的な方法に頼って探す必要がなくなります．AI が問診を行い，ロボットが手術をするようなテクノロジーが進化した令和の時代に，「触覚だけが頼り」というのは，なんだか違和感がありますよね．エコーを使えば血管の走行，深さ，大きさ，周囲の構造物も一目瞭然です．使わない手はありません．

　私たちの施設では 2022 年からミッドラインカテーテルを導入していますが，2024 年にようやくミッドラインカテーテルとして認可された製品が発売されました．私自身，ミッドラインカテーテル挿入に関わったのは約 100 例，自ら挿入したのはその半数程度しかありません．いまだに挿入に苦労することも多く，読者の皆様に指導するような立場では決してありません．しかし，だからこそ，初学者の方が直面すると思われる課題や，その解決方法について，同じ目線でお話しができるのではないかと思います．本書は，最新のエビデンスや，専門的な知識を網羅するような難しいものではなく，これまでの私自身の経験から感じたことや，皆様に共有したいことを簡潔にまとめています．なお，2025 年 1 月時点で，国内で販売されているカテーテルはカーディナルヘルス株式会社の製品のみであるため，本書では同社のカテーテルを中心に解説しております．

　Part I ではミッドラインカテーテルの基礎知識について，Part II では患者選定と適応について，Part III ではミッドラインカテーテルの挿入について，Part IV では固定と挿入後管理について説明しています．また，エコーに関する書籍では多くの場合，エコーの原理から解説が始まると思います．エコーを使う手技を行う上で基本的な原理を知っておくことは重要ですが，上記のような理由から，本書ではあえてその解説を省略しています．「ミッドラインカテーテルに興味はあるけれど，何から始めたらいいのかわからない」，「ミッドラインカテーテルを導入してみたけれどうまくいかない」．この本が，そんな読者の皆様の一助になれば幸いです．そして，いつの日かミッドラインカテーテルが「魔法のデバイス」と呼ばれるようになることに期待します．

2025 年 1 月

佐賀大学医学部附属病院高度救命救急センター　助教

中山賢人

Contents

Part I ミッドラインカテーテルの基礎知識

Q1 ミッドラインカテーテルって何ですか? 2

Q2 ミッドラインカテーテルでできること(メリット)は何ですか? 6

Q3 ミッドラインカテーテルでできないこと(デメリット)は
何ですか? 9

Q4 キット内にはどういった物品が入っていますか? 10

Q5 有効長の短いカテーテルと長いカテーテルは,
どのように使い分ければいいですか? 14

Q6 有効長とカテーテル長が異なるのはなぜですか? 16

Q7 ダブルルーメンのミッドラインカテーテルはありますか? 18

Part II ミッドラインカテーテルの患者選定と適応

Q8 どんな患者に使用すればいいですか? 22

Q9 ミッドラインカテーテルを使用できない患者はいますか? 27

Q10 PICCとの使い分けはどうすればいいですか? 28

Q11 小児には使用できますか? 29

Q12 ミッドラインカテーテルから昇圧剤を
投与することはできますか? 31

Q13 ミッドラインカテーテルを留置する際,
同意書を取得する必要はありますか? 32

Part Ⅲ ミッドラインカテーテルの挿入

挿入前に知っておきたい知識

Q14 ミッドラインカテーテル留置の実際の流れはどうですか？ 36

Q15 ミッドラインカテーテルを留置する際，透視は必要ですか？ 38

Q16 穿刺時にエコーは必要ですか？ 39

Q17 どんなエコーを使用したほうがいいですか？ 40

Q18 どの血管を選択すればいいですか？ 43

Q19 カテーテル留置に適した血管の径・深さはどのくらいですか？ 46

Q20 患者の穿刺体位はどうすればいいですか？ 48

Q21 施術者の穿刺時の体勢はどうすればいいですか？ 51

Q22 エコーや処置台はどこに配置すればいいですか？ 52

Q23 清潔操作はどの程度必要ですか？ 56

Q24 プレスキャンの方法は？ 57

Q25 局所麻酔は行いますか？ 61

穿刺技術とポイント

Q26 穿刺の全体像と穿刺のコツは？ 62

Q27 上腕のどこから穿刺すればいいですか？ 66

Q28 穿刺針の選定はどうすればいいですか？ 68

Q29 穿刺角度はどうすればいいですか？ 70

Q30 穿刺時の針の持ち方はどうすればいいですか？ 74

Q31 穿刺時の視線はどうすればいいですか？ 77

Q32 長軸法と短軸法のどちらで穿刺したほうがいいですか？ 78

こんなときはどうする？

Q33 針先が見つからないときはどうすればいいですか？ 81

Q34 針先を見失ったときはどうすればいいですか？ 84

Q35 血管内に針先が見えるのに逆血が確認できないときは
どうすればいいですか？ 86

Q36 穿刺時は逆血があるのに，外筒から逆血がない場合は
何が原因ですか？ 88

Q37 どうしてもうまくいかないときはどうすればいいですか？ 92

Part Ⅳ ミッドラインカテーテルの固定と挿入後管理

Q38 固定の方法はどうすればいいですか？ 98

Q39 挿入後のレントゲン撮影は必要ですか？ 100

Q40 ミッドラインカテーテルの適切な先端位置はどこですか？ 102

Q41 穿刺側の上腕でマンシェットを使用して
血圧測定をしてもいいですか？ 103

Q42 ミッドラインカテーテルから採血することはできますか？ 104

Q43 留置期間はどの程度ですか？ 107

Q44 PICC への入れ替えは可能ですか？ 108

Q45 どんな合併症がありますか？ 109

Q46 カテーテル抜去の方法はどうすればいいですか？ ………………………… 114

あとがき ………………………………………………………………………… 117

索　引 …………………………………………………………………………… 119

Column

- ミッドラインカテーテル導入までの道のり …………………………………… 8
- PICC カテーテル？ ……………………………………………………………… 15
- ミッドラインカテーテルについて
  ～EICU 看護師さんからのコメント～ ……………………………………… 19
- 中心静脈カテーテル挿入は危険？ …………………………………………… 26
- 指示簿への記載はどうするか ………………………………………………… 27
- ミッドラインカテーテル導入による影響 …………………………………… 30
- MAGIC ガイドラインを解読 …………………………………………………… 34
- エコーガイド下血管確保の手技はどのくらいでできるようになりますか？…… 73
- 新たなセルジンガー法 ………………………………………………………… 76
- ミッドラインカテーテルの未来は？ ………………………………………… 80
- 新しい試みをする上で大切なこと …………………………………………… 87
- エコーガイド下血管確保手技のスキルは応用できる ……………………… 94
- 先端位置はどのあたりか ……………………………………………………… 101
- 働き方改革 ……………………………………………………………………… 106
- イソジン® は乾くときに殺菌効果を発揮する？ …………………………… 113
- 書籍出版までの道のり ………………………………………………………… 114

動画視聴について

1. 本書内のQRコードあるいはURLにアクセスいただくと動画を視聴することができます.

2. 動画の視聴には, インターネット接続環境が必要になります.

3. 動画の著作権は, 動画制作者または株式会社南山堂（以下「当社」）に帰属いたします.

4. 動画の全部または一部を複製・保存, 改変, 公衆送信, 上映すること等は禁止いたします. また, QRコード・URL等の動画へのアクセスを可能にする情報を他者と共有することは禁止いたします.

5. 動画は, 当社の判断により, 事前の通知なく変更される場合がございます.

6. ご利用環境や動画配信システム, アプリ等の障害により動画が視聴できない場合, その他, 動画視聴者または第三者に直接的・間接的被害が生じた場合について, 著作者および当社は一切の責任を負わないものとします.

● 動画リスト

動画名	本文頁
Argyle™ Fukuroi Midline カテーテルキット内容 （提供：カーディナルヘルス株式会社）	p.10
Argyle™ Fukuroi Midline カテーテルサイズラインナップ （提供：カーディナルヘルス株式会社）	p.10
プレスキャン（標的血管を同定する）	p.45
Swing scan technique	p.57
プレスキャン	p.57
穿刺角度の比較	p.72
エコーで針先が見つからないときのシャフトの探し方	p.82
針先を描出し続ける方法	p.84
外筒が血管に入っていない場合のエコーの見え方	p.88
プローブの圧迫解除による血管の動き	p.90
ミッドラインカテーテルの固定手技	p.99
ミッドラインカテーテルからの採血	p.105

本書で紹介している情報は2025年1月時点のものです. 本書の内容には正確を期すよう努めておりますが, 医学, 医療の進歩により, 記載された内容が正確かつ完全なものではなくなる場合もございます. 本書の記載内容による不測の事故などについて著者ならびに出版社はその責を負いかねますので, 本書に掲載した製品などについては製造者による最新の情報を十分にご確認の上, 使用者の責任においてご使用ください.

Part **I**

ミッドライン
カテーテルの
基礎知識

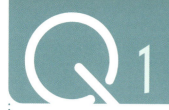

ミッドラインカテーテルって何ですか？

上腕部の静脈から挿入される末梢静脈カテーテルです．PICCと末梢静脈カテーテルの特徴をもっています．

ミッドラインカテーテルとは，上腕部の静脈から挿入される，末梢静脈カテーテルのことで，日本では2024年に発売となったばかりの新しいデバイスです．基本的にはエコーガイド下で挿入が行われ，PICC（Peripherally Inserted Central Venous Catheter：末梢挿入型中心静脈カテーテル）と通常の末梢静脈カテーテルの両方の特徴をもっています（図Ⅰ-1）．

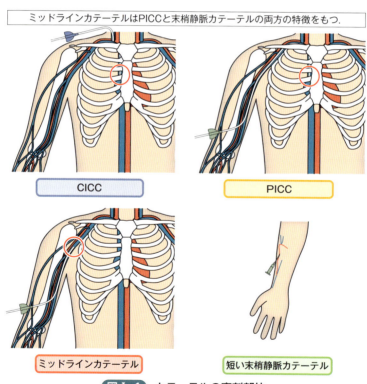

図Ⅰ-1 カテーテルの穿刺部位

○はカテーテル先端を示す．
CICC：内頸静脈，鎖骨下静脈，大腿静脈から穿刺し，中心静脈に留置する．
PICC：上腕部の静脈から穿刺し，中心静脈に留置する．
ミッドラインカテーテル：上腕部の静脈から穿刺し，腋窩静脈付近に留置する．
短い末梢静脈カテーテル：前腕・手背から穿刺・留置する．
（カーディナルヘルス株式会社：Brand-New Vascular Access Device, Argyle™-Fukuroi Midline カテーテル．2024 より作成）

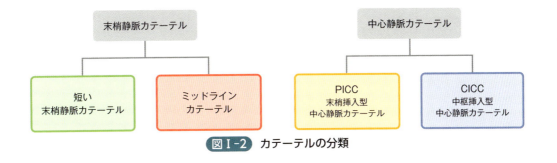

図Ⅰ-2 カテーテルの分類

救急・集中治療などの急性期管理だけでなく，高齢患者の慢性期管理までさまざまな場面で使用することができるため，日本においても普及することが期待されています．

海外では数十年前から使用されていますが，定義に関してはさまざまな報告があり，統一されたものはないようです．具体的には，

- 上腕部の静脈から挿入されるカテーテルのことで，先端が腋窩に位置するもの[1]
- 15 cm 以上の末梢静脈カテーテル[2]

等と定義されていますが，「留置長の長い末梢静脈カテーテル」とイメージしていただければいいのではないでしょうか．ミッドラインカテーテルはあくまで末梢静脈カテーテルの一種であり，中心静脈カテーテルとしては使用できないため，「留置長の短い PICC」ではないことは強く意識する必要があります（図Ⅰ-2）．

ここからは，ミッドラインカテーテルについて詳しく解説していきます．

なお，本書においては，頸部の血管等から挿入する従来型の中心静脈カテーテルを，PICC と区別するために CICC（Central Inserted Central Venous Catheter：中枢挿入型中心静脈カテーテル）と記載します．また，従来の短い末梢静脈カテーテルを「末梢静脈カテーテル」と記載します．

カテーテルの種類の比較

それぞれのカテーテルを「挿入時間」，「短期使用に向いているか」，「長期使用に向いているか」，「適応範囲の広さ」，「安全性」の5項目で筆者なりに評価すると，図Ⅰ-3のような形になりました．

1 挿入時間

◆ 末梢静脈カテーテル＞CICC＞ミッドラインカテーテル＞PICC

言うまでもなく末梢静脈カテーテルが最も迅速に確保できます．蘇生処置の一環で使用されることのある，鼠径部のイントロデューサーシース確保は比較的短時間でできますので，次点は CICC としました．ミッドラインカテーテルは PICC と違い，カテーテル先端位置の調整・確認が不要ですので上記の順としました．

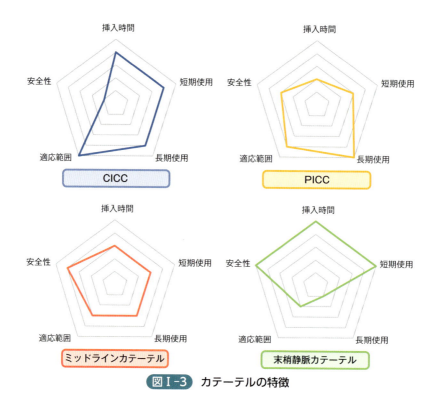

図Ⅰ-3 カテーテルの特徴

② 短期使用

◆ 末梢静脈カテーテル＞CICC＞ミッドラインカテーテル＝PICC

　末梢静脈カテーテルが最も短期使用に向いています．CICC は緊急時に短時間だけ使用することもありますので，末梢静脈カテーテルに次いで 2 位（4/5 点）としました．

　ミッドラインカテーテルは，6～14 日が使用期間の目安となりますので，短期使用向けのカテーテルではありません．しかし，頻回の採血目的に使用する場合等は，短期間の使用であっても適応となることがあります．PICC も同様に，短期使用目的で挿入することは少ないかと思いますが，末梢静脈から投与できない薬剤を使用する場合は，短期間の使用でも適応となります．

③ 長期使用

◆ PICC＞CICC＞ミッドラインカテーテル＞＞末梢静脈カテーテル

　最も長期使用が可能なのは PICC だと考えられます．CICC も長期使用は可能ですが，PICC と比較すると感染症等の問題がありますので，長期使用を想定する場合は PICC が優先されます．ミッドラインカテーテルは 2025 年 1 月時点で 14 日間が留置目安となっておりますのでこの順としました．

4 適応範囲

◆ CICC＞PICC＞ミッドラインカテーテル＞末梢静脈カテーテル

CICCはすべての薬剤が投与可能で，かつさまざまなデバイス（ECMO〈extracorporeal membrane oxygenation：体外式膜型人工肺〉やCHDF〈continuous hemodiafiltration：持続的血液濾過透析法〉等）との相性もよいので満点としました．PICCもすべての薬剤が使用可能ですが，デバイスとの相性がよくないため，CICCより適応範囲は限られます．ミッドラインカテーテルはさらに使用できる薬剤に制限がかかりますので，3/5点としました．

5 安全性

◆ 末梢静脈カテーテル＞ミッドラインカテーテル＞PICC＞＞CICC

末梢静脈カテーテルは圧倒的に使用されている数が多い中で，致死的な合併症や後遺症の発生が少ないため5点満点としました．

ミッドラインカテーテルも比較的安全に使用できますが，上腕を穿刺しますので動脈誤穿刺，神経損傷のリスクはありますし，留置期間が末梢静脈カテーテルより長くなりますので，感染症や血栓リスクについても末梢静脈カテーテルより多いといえます．

ミッドラインカテーテルとPICCを比較すると，穿刺合併症についてはあまり変わらないと考えられます（穿刺血管が上腕静脈または尺側皮静脈に限定されること，血管迷入リスクがあることから，PICCのほうが穿刺合併症は少し多いかもしれません）．しかし，カテーテル先端が中心静脈まで到達しますので，心タンポナーデのリスクはPICCのみです．

PICCとCICCを比較すると，穿刺時の致死的合併症リスクは圧倒的にCICCが高いのでこの順番としています．

こうしてチャート図にして比較すると，ミッドラインカテーテルはPICCと末梢静脈カテーテルの短所をうまく補うことのできるカテーテルであることがわかります．カテーテル選択については「Q8　どんな患者に使用すればいいですか？」（p.22）で詳しく解説しているので，参考にしていただけますと幸いです．

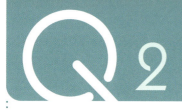

ミッドラインカテーテルでできること（メリット）は何ですか？

PICCより挿入しやすく，末梢静脈カテーテルより適応が広いというメリットがあります．

PICCと比較して

PICCを挿入するときは，頸部の血管などへの迷入を避けるため，またカテーテル先端を適切な位置へ留置するため，透視室での留置が望ましいとされています[3]．ベッドサイドで行うことも可能ではありますが，その場合はエコーやレントゲンでのカテーテル先端位置の頻回な確認が必要です．一方，ミッドラインカテーテルは，留置長が短く，迷入リスクが低いため，基本的には先端位置確認は不要であり，ベッドサイドでの挿入が可能です．

また，PICCを橈側皮静脈から挿入すると，腋窩静脈への合流部の角度が急なため，カテーテルが通過しにくいとされており，橈側皮静脈は穿刺血管の選択肢から外れることが多いです．ミッドラインカテーテルでは留置長が短いためそういった問題も起こりにくく，橈側皮静脈から挿入することも可能です（ただし，橈側皮静脈は第一選択ではありません．詳細は「Q18　どの血管を選択すればいいですか？」p.43で解説）．さらに，留置長が短いことはガイドワイヤー操作が簡便というメリットにもつながります．

末梢静脈カテーテルと比較して

一番のメリットは長期留置が可能ということです．上肢の浮腫等によって，目視での点滴確保が難しい患者は非常に多いです．そういった方に数日に1回，複数の末梢静脈ルートを交換するというのは看護師にとって非常に大きな負担となっています．ミッドラインカテーテルは，一度挿入すれば2週間程度留置可能であり，ダブルルーメンの製品もあるため，交換頻度は格段に減少するでしょう．また，患者にとっても頻回に穿刺されることがなくなり，満足度は高くなるのではないでしょうか．

その他，採血が可能というメリットもあります（詳しくは「Q12　ミッドラインカテーテルから昇圧剤を投与することはできますか？」p.31で解説）．当然ながら，輸血や造影剤の使用，MRI撮影などは末梢静脈カテーテルと同様に対応しています（表Ⅰ-1）．

表 I-1 ミッドラインカテーテル，PICC，末梢静脈カテーテルの比較

	末梢静脈カテーテル	ミッドラインカテーテル	PICC
穿刺部位	主に前腕 両側穿刺可能	上 腕 両側穿刺可能	上 腕 左上肢や橈側皮静脈はやや不向き
穿刺方法	ブラインド	エコーガイド	エコーガイド
留置期間	数日程度	6～14 日間	15 日以上の留置可能
挿入長	5 cm 以下	10～20 cm 程度	30～40 cm 程度
挿入場所	ベッドサイド	ベッドサイド	原則として透視室
薬剤の適応	限られる	ある程度使用可	すべての薬剤
安全性	高 い	高 い	比較的安全
ルーメン数	シングルルーメン	シングルルーメン ダブルルーメン	シングルルーメン ダブルルーメン トリプルルーメン

ミッドラインカテーテルは末梢静脈カテーテルと PICC のいいとこどりである．

ただし，ミッドラインカテーテルはあくまで末梢静脈カテーテルの一種であり，中心静脈カテーテルとしては使用できないことを強く意識する必要がある．

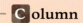

ミッドラインカテーテル導入までの道のり

　筆者がミッドラインカテーテルを使用し始めたのは2022年からです．その前年よりPICCを少しずつ取り入れていましたが，その中で，ミッドラインカテーテルという存在を知りました．調べてみると，「長期留置ができるマルチルーメンの末梢静脈カテーテル」という特徴があり，非常に使い勝手がよいデバイスだろうと感じました．しかし，その時点で，国内で承認されている製品はなく，院内にあるカテーテルで代替となりそうな製品を探してみたところ，小児用の中心静脈カテーテルとして採用されている外径1.35 mm　長さ8 cmのカテーテルを見つけました．販売元（カーディナルヘルス株式会社）へ確認し，成人への使用や，上腕からの挿入に問題がないことを確認し，未承認新規高度管理医療機器評価委員会での院内承認を経て，以降使用できるようになりました．同意書を一から作成したり，会議でプレゼンテーションを行ったり，普段の診療では経験できないような貴重な経験をさせていただきました．正式な承認が得られたミッドラインカテーテルが発売されるまで，約1年間で40例ほど使用しました．大きな合併症はなく，使用感も非常によかったので，ミッドラインカテーテルには大きな期待をもっています．

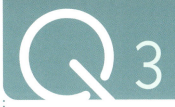

ミッドラインカテーテルでできないこと（デメリット）は何ですか？

末梢静脈カテーテルの一種なので，使用できない薬剤があります．また，エコーガイド下血管確保のスキルを新たに習得する必要があります．

　ミッドラインカテーテルはあくまで末梢静脈カテーテルの一種なので，浸透圧が高い薬剤や，pHが極端に低い（または高い）刺激性の高い薬剤を投与する場合は注意が必要です（詳しくは「Q12　ミッドラインカテーテルから昇圧剤を投与することはできますか？」p.31で解説）．ノルアドレナリンやニカルジピンについては，末梢静脈カテーテルから投与している施設もあると思われますが，米国輸液看護協会(INS)ガイドライン2024においては，「極端なpHや浸透圧の輸液を投与するときにミッドラインカテーテルを使用しない」と記載されており[4]，本来はPICC等の中心静脈カテーテルを使用するほうが望ましいのかもしれません．

　また，上腕部にある深い静脈を穿刺するため，血管を直接視認することが難しく，万が一，血管外漏出や静脈炎等の合併症が発生した際に，発見が遅れてしまうというデメリットについても意識する必要があります．多くの場合はエコーガイド下で留置を行うため，「エコーガイド下血管確保」という新たなスキルを習得するための時間を要する点も，デメリットといえるかもしれません．

　通常の末梢静脈カテーテルやPICCに比べ，たくさんのメリットがある魅力的なデバイスであることは間違いありませんが，上記のようなデメリットも存在します．やはり，適応をしっかりと意識して使用することが大切ではないでしょうか．

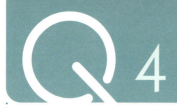

キット内にはどういった物品が入っていますか?

Argyle™ Fukuroi Midline カテーテルのキット内には,穿刺針,ダイレーター,ガイドワイヤー,清潔シーツ,カテーテルが入っています.

　2025年1月時点で日本国内で販売されているミッドラインカテーテルは1種類しかありません.カーディナルヘルス株式会社より販売されている,Argyle™ Fukuroi Midline カテーテルのみです.キット内には以下のような物品が入っています(図Ⅰ-4).同社の中心静脈カテーテル(Argyle™ Fukuroi SMAC プラス)と操作性も変わらず,必要最低限の物品のみ入っており,使用に際してあまり悩むことはないと思われます.

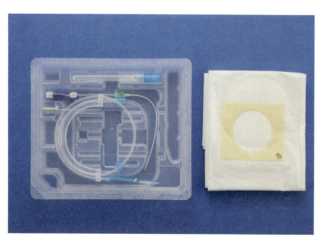

図Ⅰ-4 Argyle™ Fukuroi Midline カテーテルキット
(提供:カーディナルヘルス株式会社)

Argyle™ Fukuroi Midline カテーテル
キット内容 (提供:カーディナルヘルス株式会社)
https://vimeo.com/1049171144/ee8f29439f

Argyle™ Fukuroi Midline カテーテル
サイズラインナップ
(提供:カーディナルヘルス株式会社)
https://vimeo.com/1049171162/f11f53b639

Argyle™ Fukuroi Midline カテーテルキットの物品紹介

1 穿刺針

外筒付き穿刺針（22 G）が入っています．

2 ダイレーター

親水性潤滑コーティングがされているので，生理食塩水等で濡らすと効果を発現します．皮膚切開なしでのダイレーションが可能です．

3 ガイドワイヤー

細いタイプのガイドワイヤー（ダブルルーメンでは 0.021 インチ，外径 0.53 mm）が入っています．普段，0.035 インチ，外径 0.89 mm のガイドワイヤーが同梱されている中心静脈カテーテルを使用している場合，今回紹介するミッドラインカテーテルのキット内に入っているガイドワイヤーは細く，コシがないと感じられるかもしれません．固定用のゴムリングを外さずに，誤ってガイドワイヤーを進めようとすると簡単に曲がってしまうので注意してください（図Ⅰ-5）．

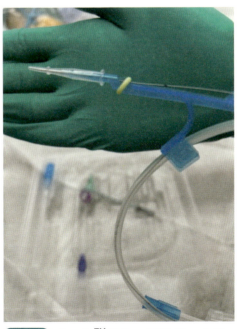

図Ⅰ-5　Argyle™ Fukuroi Midline カテーテルキットのガイドワイヤー

4 清潔シーツ（穴あき，粘着剤付き）

中央に穴があいていますが，穴のサイズがやや小さいため，プローブを操作する際，シーツの端に当たることがあります．プローブの移動を考慮し，穿刺点を穴の手前に置く，場合によっては適切なサイズにカットする等の工夫をして使用しております．

5 カテーテル

カテーテルは有効長が 10 cm のタイプと 20 cm のタイプがあります．

有効長 10 cm のタイプでは，カテーテル長は 15 cm あります．カテーテル先端から 10 cm のみ挿入し，カテーテルの根元を 5 cm 残して，残りでループを作るというのが基本的な使用方法となります．もちろん，根元まで挿入しても問題はありませんが，残り 5 cm の部分は外径がやや太くなりますので，根元まで挿入する場合はしっかりとダイレーターで拡張しておいたほうがよいでしょう．どこまで挿入するかについては，穿刺位置等を考慮して判断してください．「Q6 有効長とカテーテル長が異なるのはなぜですか？」（p.16）で詳しく解説します．

ダブルルーメンの場合は紫と白のルーメンがあり，紫はカテーテル先端に開口部があり，白はカテーテルの色が変わる部分（先端から約 3 cm，先端部は薄い緑）に側孔があります（図Ⅰ-6）．ガイドワイヤーは紫のルーメンから出てきますので，カテーテル留置の際は，紫のクランプを解除しておいてください．耐圧は紫のみであることにも注意が必要です．

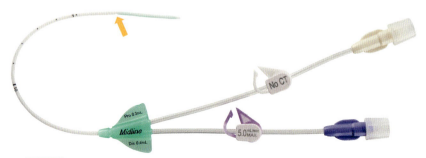

図Ⅰ-6 Argyle™ Fukuroi Midline カテーテルダブルルーメンの側孔位置
は側孔位置を示す．（提供：カーディナルヘルス株式会社）

今後販売予定のカテーテルについて

2025年1月時点では販売されていませんが,今後販売予定のミッドラインカテーテルを図Ⅰ-7に示します.

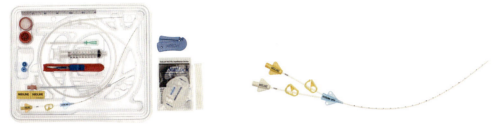

ARROW Midline カテーテルキット(提供:テレフレックスメディカルジャパン株式会社)
この画像はテレフレックス社の許可を得て掲載しています. ©2025 Teleflex Incorporated. 無断写・転載を禁じます.

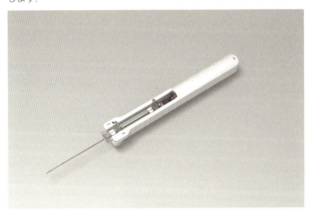

サーフロー Midela(提供:テルモ株式会社)

図Ⅰ-7 今後販売予定のミッドラインカテーテル

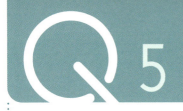

Q5 有効長の短いカテーテルと長いカテーテルは、どのように使い分ければいいですか？

基本的には短いカテーテルを使用します。頻回の採血が必要な場合等は長いカテーテルを使用してもよいでしょう。

「Q4　キット内にはどういった物品が入っていますか？」(p.10) でも触れたように、Argyle™ Fukuroi Midline カテーテルは、有効長が 10 cm（カテーテル長 15 cm）タイプと有効長が 20 cm（カテーテル長 25 cm）タイプの 2 種類があります。

当院では基本的に短いもの（有効長 10 cm のタイプ）を使用しています。有効長が 10 cm しかありませんので、PICC に比べ圧倒的に短く、ガイドワイヤー等の操作性が非常によいため、短いほうがミッドラインカテーテルの長所を生かせると思います。

より侵襲性の高い薬剤を使用したい場合等は長いカテーテルを使用し、カテーテル先端を中心静脈に近い位置まで進めたほうがよいかもしれませんが、有効長 10 cm なら投与不可で、20 cm なら投与してもよいという薬剤があるかどうかは悩みどころです。INS ガイドライン 2024 においても、「ミッドラインカテーテルの先端位置は腋窩静脈の遠位側が望ましい」と記載されており、必ずしも有効長 20 cm のカテーテルを使用して、腋窩静脈の近位側や鎖骨下静脈までカテーテル先端を進める必要はないと思います[4]。つまり、有効長 20 cm の長いカテーテルは、「操作性が劣るわりに、使える薬剤が増えるわけでもない」という立ち位置であり、当院ではあまり使用していません。

しかし、頻回の採血を目的にミッドラインカテーテルを挿入する場合は、長いカテーテルを選択してもよいかもしれません。特に橈側皮静脈から挿入する場合、橈側皮静脈は穿刺部よりも中枢側で血管径が細くなることがあり、カテーテル先端位置によっては逆血が得られにくいことがあります。橈側皮静脈を穿刺し、短いカテーテルを留置した際、逆血が不安定であれば、まずは 1〜2 cm 引き抜いて逆血が得られる位置を探します。それでも良好な逆血が得られないのであれば、長いカテーテルに変更し、カテーテル先端をより中枢側まで進めたほうがよいかもしません。ただし、腋窩静脈との合流部では、カテーテルが進みにくい可能性がありますので、その点は注意が必要です（図Ⅰ-8）。尺側皮静脈や上腕静脈から挿入する場合であっても、先端が中枢にあるほうが血流が豊富ですので、より採血はしやすくなるでしょう。

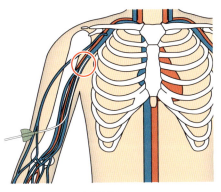
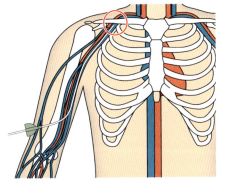

有効長 10 cm　　　　　　　　　　　　　　　有効長 20 cm

図Ⅰ-8　有効長 10 cm と 20 cm のカテーテルの先端位置

(カーディナルヘルス株式会社：Brand-New Vascular Access Device, Argyle™ Fukuroi Midline カテーテル. 2024 より作成)

> **Column**
>
> ## PICC カテーテル？
>
> PICC（Peripherally Inserted Central venous Catheter）の日本語訳は「末梢挿入型中心静脈カテーテル」とされています．最後の C はカテーテルの略であり，「PICC（ピック）カテーテル」という呼び方は適切ではありません．「PIC（ピーアイシー）カテーテル」または，「PICC（ピック）」という呼び方がいいのではないでしょうか．

Part Ⅰ　ミッドラインカテーテルの基礎知識

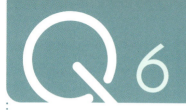

有効長とカテーテル長が異なるのはなぜですか？

カテーテル長は有効長より5cm長く作られています．その5cmを利用してループを作り，カテーテルを管理しやすくするためです．

　有効長が10cmのカテーテルは，カテーテル長（カテーテル先端からアダプタ部〈以下，羽〉まで）が15cmあり，有効長が20cmのカテーテルはカテーテル長が25cmあり，有効長とカテーテル長には5cmの差異があります（図Ⅰ-6, p.12）．この5cmをうまく利用して，ループを作ることで，羽が肘に当たらず，クランプや輸液ライン接続部を最適な場所に調整できるメリットがあります（図Ⅰ-9）．特に，尺側皮静脈や上腕静脈から穿刺した際は，橈側側へループを作ることで，管理が楽になります（図Ⅰ-10a, b）．やや中枢側の橈側皮静脈から穿刺した場合は，固定の羽が肘にかかることはないと思いますので，根元まで挿入しても問題ありません（図Ⅰ-10c）．

　また，先端から5cmと10cmのところに，それぞれ「5」，「10」と印字があり，その間1cmごとに目盛がありますので，固定・管理の際の目安にしてください（図Ⅰ-6, p.12）．

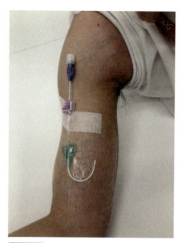

図Ⅰ-9　ループを作って固定する
（提供：カーディナルヘルス株式会社）

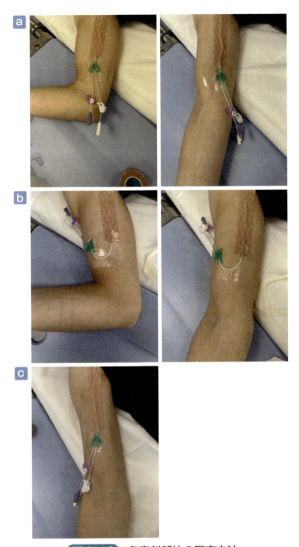

図Ⅰ-10 各穿刺部位の固定方法
a：尺側皮静脈からカテーテルを 15 cm 挿入した場合．ループを作れないので羽が邪魔になる．
b：尺側皮静脈からカテーテルを 10 cm 挿入し，5 cm でループ作った場合．腕を動かしても羽は邪魔にならない．
c：橈側皮静脈から穿刺した場合．カテーテルを 15 cm 挿入しても羽は邪魔にならない．

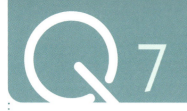

ダブルルーメンのミッドラインカテーテルはありますか？

シングルルーメンだけでなく，ダブルルーメンのカテーテルもあります．

　シングルルーメン，ダブルルーメンどちらもありますが，当院ではほとんどの場合ダブルルーメンを選択しています．理由としては，救急集中治療室（EICU）で使用することが多く，複数のルートが必要となることが多いためです．シングルルーメンを選択するのは，状態が落ち着いており複数のルートを必要としないが，頻回の採血を必要とする場合です．例えば，慢性的な低Na血症の患者さんです．そういった患者さんに対して，急激なNa補正を行うと，浸透圧性脱髄症候群のリスクが高まるといわれています[5]．これまでであれば，そういった患者さんに対しては，動脈ライン（Aライン）を挿入し，頻回に採血を行い，こまめに補正量を調整しておりましたが，循環動態が落ち着いているのであれば，血圧の連続モニタリングは不要です．また，血管径の問題でシングルルーメンを選択せざるを得ないこともあります．「Q19　カテーテル留置に適した血管の径・深さはどのくらいですか？」（p.46）で解説しますが，ダブルルーメンのカテーテルを挿入するには3.4 mm以上の血管径が必要です．しかし，それに満たない患者さんも一定数おり，その場合は，シングルルーメンのミッドラインカテーテルを使用します．

　また，基本的な考え方として，感染や血栓等の合併症リスクは径が細いカテーテルのほうが少ないとされています[4]ので，ダブルルーメンが必要ないのであればシングルルーメンを選択したほうがよいでしょう．

Column

ミッドラインカテーテルについて
~EICU 看護師さんからのコメント~

　救急集中治療室（EICU）で勤務されている看護師さんの，ミッドラインカテーテルについての生の声を紹介したいと思います．

● ミッドラインカテーテルを導入して EICU の看護師が感じていること

　メリットとして一番多く意見があがったのは，頻繁なルート交換が必要ないことである．当病棟では，感染の観点から末梢静脈ラインは 3 日に 1 回差し替えるというルールがある．しかし，ミッドラインカテーテルを留置していることでその差し替えが不要になり，看護師の業務負担軽減だけでなく，患者の苦痛軽減にもつながっていると感じる．

　また EICU 入室患者の特性上，循環動態が不安定で輸液を要し，早い段階から全身がむくんでくる患者も少なくない．従来の末梢静脈ラインではそのような患者は静脈路確保が難しいため，医師が確実に確保してくれる点もよい．エコーを使用しているため，盲目的に静脈を探すよりも確実性があるようにも感じる．さらに，EICU では救急の患者だけでなく他科の患者も入院してくる．その中には CICC や PICC までの留置は必要ないが，静脈路確保が必要な患者もおり，そのような場面にもミッドラインカテーテルの選択ができる．安全管理の視点では，ミッドラインカテーテルは上腕に留置されるため，カテーテルが病衣の袖に隠れやすく，不穏状態の患者が自己抜去するリスクが低いというメリットもある．

　デメリットとしては，新しい手技のため管理方法が確立されていないことである．感染のリスクやテープ交換のタイミングが不明で，看護師それぞれが刺入部を観察して行っている．時折刺入部のトラブルもみられるため，管理方法が明確になるとトラブルが起きる前に対処できるかもしれない．また，静脈留置針と違いカテーテルに羽状の部分があるため，圧痕が残りやすく褥瘡発生のリスクはある．

　以上のように，メリット・デメリットについて検討したが，総じてメリットの意見が多かった．その中でも特に管理のしやすさについてはほとんど全員から意見が出ていた．重要薬剤を扱う EICU 看護師においては，ミッドラインカテーテル留置は管理しやすく，確実に挿入されているという安心材料になっている影響が大きいのかもしれない．

その他，寄せられたコメントをいくつか紹介します．
・刺入部を清潔に保つことができる．
・留置部位が肘関節付近のため，可動域が制限されることがある．
・せん妄や意識障害の患者への留置となると，自己抜去のリスクがある．
・上肢の動きによって閉塞しやすい．特に食事摂取時の点滴閉塞は改善対応が難しい．

Part
I

ミッドラインカテーテルの基礎知識

・血圧測定用マンシェットとミッドラインカテーテル刺入部位が重なると，マンシェットの装着に工夫を要する．
・認知度が低く，一般病棟へ転出するときの引き継ぎが円滑でないことがある．
・皮膚脆弱な患者では留置部位に皮膚損傷を起こすリスクがある．水疱やスキンテアなどの皮膚トラブルを形成した場合，末梢静脈路であれば別の位置に変更できるが，ミッドラインカテーテルは位置の変更が困難である．

　まとめると，ミッドラインカテーテルについてはおおむね好意的な意見が多かったように感じます．皮膚トラブルや病棟間での引継ぎ等についての課題は，看護師ならではの視点と感じました．

文　献

1）Nickel B：Does the Midline Peripheral Intravenous Catheter Have a Place in Critical Care?. Critical Care Nurse, 41（6）：1-21, 2021.
2）Fabiani A, Aversana N, Santoro M, et al.：Complications associated to midline- and long peripheral catheters in adults. Systematic review of literature and proposal for a standardized model for data collection. Thrombosis Research, 236：117-126, 2024.
3）井上善文：PICC，末梢挿入式中心静脈カテーテル管理の理論と実際．p.40，じほう，2017.
4）Nickel B, Gorski L, Kleidon T, et al.：Infusion Therapy Standards of Practice, 9th edition. Journal of Infusion Nursing, 47（1S）：S87, 2024.
5）日本集中治療医学会教育委員会：日本集中治療医学会専門医テキスト第3版．pp.890-891，シービーアール，2019.

Part II

ミッドライン
カテーテルの
患者選定と適応

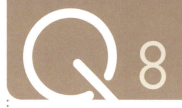

どんな患者に使用すればいいですか？

末梢静脈路確保が難しい患者で，末梢静脈路を6～14日間使用することが見込まれる場合に使用してください．

ミッドラインカテーテルの適応患者

当院では，末梢静脈路確保が難しい患者で，末梢静脈路が6～14日程度必要と想定される場合にミッドラインカテーテルの使用を検討しています．末梢静脈路確保が困難な場合であっても，2～3日程度の短期間留置予定であれば，まずは，エコーガイド下で通常の末梢静脈路確保を行います．それ以外では，点滴漏れ等があり頻回に末梢静脈路交換を要する場合，頻回の採血を要する場合も，ミッドラインカテーテルの適応と考えます．

カテーテル選択において考慮するポイント

その他，PICCやCICCを含めた全体的なカテーテルの選択については，次の3点を考慮して適切なデバイスを決定しています（図Ⅱ-1）．

①カテーテル先端を中心静脈に留置する必要があるか
②頸部や鼠径部等，中心静脈に近い位置からの穿刺が必要か
③上肢での血管確保が可能か

①については，中心静脈栄養など，中心静脈からの投与が必須となる薬剤を使用するかどうかを検討します．
②については，CHDF(continuous hemodiafiltration：持続的血液濾過透析法）やECMO（extracorporeal membrane oxygenation：体外式膜型人工肺）などのデバイス使用の有無を考慮します．これらはPICCでは代替不可能ですので，頸部や鼠径部等，中心静脈に近い位置からの穿刺が必要となりますが，普段，CICCを挿入している症例で，そういった症例はどのくらいの割合でしょうか？ PICCで代替可能な症例は意外と多いのではないでしょうか？ Column（p.26）にも記載しておりますが，CICCの挿入は「危険手技」とされていま

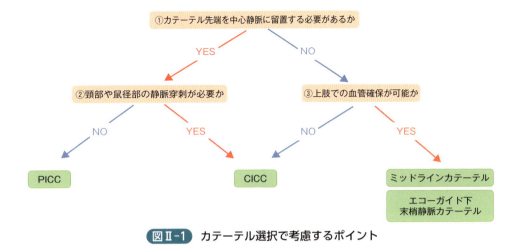

図Ⅱ-1　カテーテル選択で考慮するポイント

す[1]ので，適切なカテーテル選択が求められます．

　③については，上肢での血管確保が可能であれば，ミッドラインカテーテルやエコーガイド下末梢静脈カテーテルを選択します．

　その他，緊急性や個別の解剖学的な理由があれば，それも考慮は必要です．

カテーテル選択において有効となるツール

　当院では上記のような考え方でカテーテルを選択しておりますが，適切なカテーテルの選択については，さまざまなところから方向性が示されております．『血管内留置カテーテル由来感染の予防のためのCDCガイドライン2011』では，留置期間が6日以上見込まれる場合は，ミッドラインカテーテルやPICCを検討することが記載されています[2]．

　また，MAGIC（Michigan Appropriateness Guide for Intravenous Catheters）というカテーテル選択時のガイドとなるものがありますが，こちらも広く普及しているようです．ホームページでは"MAGIC is the world's leading evidence-based tool for choosing an appropriate vascular access device"（MAGICは適切な血管アクセスデバイスを選択するための，世界的に優れたエビデンスに基づいたツールである）と紹介されています[3]．アプリ版もありますので，お持ちのスマートフォンにダウンロードして，いつでもアクセスできるようにしておくと便利だと思います．

　他にも，図Ⅱ-2のようなデバイス選択アルゴリズムも存在します[4]．

ミッドラインカテーテルを使用した症例

　実際に当院でミッドラインカテーテルを使用した症例について紹介します．

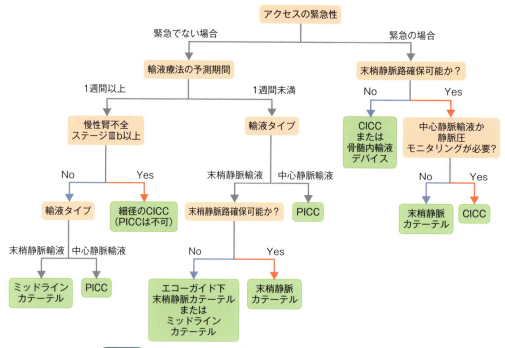

図II-2 バスキュラーアクセスのデバイス選択アルゴリズム

(Simonov M, Pittiruti M, Rickard CM, et al.: Navigating venous access: a guide for hospitalists. Journal of Hospital Medicine, 10 (7): 471-478, 2015 より作成)

症例 1　20代　女性　多発外傷

　高所からの墜落で救急搬送されました．来院時，骨盤骨折および四肢の開放骨折による出血性ショックの状態でした．細胞外液輸液および輸血を行ったことで，バイタルサインは安定し，血管造影検査・止血術後に集中治療室へ入室となりました．入室時点ではやや血圧低めではありましたが，基礎疾患のない若年者の外傷であり，血管造影検査にて出血箇所の止血は完了し，著明な凝固障害等もみられなかったため，今後状態が悪化する可能性は低いと判断しました．左上肢および両下肢に骨折があり，末梢静脈路確保が難しかったため，右上腕部にダブルルーメンのミッドラインカテーテルを留置し，同日，手術室にて骨盤創外固定術を施行しました．

【適応については以下のように検討しました】

- 四肢骨折 ➡ 末梢静脈路確保が困難
- 重症ではあるが状態は安定しており，昇圧剤長期使用は想定しない
  - ➡ 中心静脈カテーテルは不要
- 骨盤骨折や下肢骨折あり，血栓症の高リスク患者．抗凝固療法を行いたいが，二期的な手術を控えており，周術期は調整可能なヘパリンの使用が必要
  - ➡ 6〜14日程度，末梢静脈路が必要と想定される

【ミッドラインカテーテル挿入後の経過】

　四肢の骨折に対して複数回の手術を要しました．4回目の手術翌日（day 13）にミッドラインカテーテルを抜去し，その後，ヘパリンから内服の抗凝固薬に変更しました．

症例 2　70代　男性　肺炎，敗血症

　間質性肺炎で当院かかりつけ．呼吸苦および体動困難で当院へ救急搬送されました．画像検査等の結果，細菌性肺炎・敗血症と診断され，救命救急センターに入院となりました．救急外来で末梢静脈路確保を複数回トライし，何とか前腕に確保しましたが，画像検査が終わった頃には点滴漏れがありました．主治医に確認したところ，バイタルサインは比較的安定しており，高流量の昇圧剤を使用する可能性は低いとのことでしたので，点滴および採血のためのアクセスとして，上腕にミッドラインカテーテルを挿入しました．

【適応については以下のように検討しました】

● 救急外来で末梢静脈路確保を複数回トライ➡末梢静脈路確保困難
● 短時間での点滴漏れあり➡安定した末梢静脈路確保が必要
● 抗菌薬治療のため1週間程度末梢静脈路が必要
　➡6〜14日程度の末梢静脈路が必要と想定される
● 定期的な採血は必要だが，バイタルサインは安定しており，集中治療室へ入室させる適応ではない➡血圧の連続モニタリングのために，動脈ライン（Aライン）を挿入する必要性はない
● 中心静脈栄養使用など，中心静脈路確保の絶対的な適応はない
　➡ PICC等中心静脈カテーテルは不要

【ミッドラインカテーテル挿入後の経過】

　入院翌日，喀痰培養および血液培養から同一菌が検出されたため，肺炎による菌血症としてday 14まで抗菌薬加療を行い，day 14にミッドラインカテーテルを抜去しました．その間，ミッドラインカテーテルから計7回の採血を行いました．

症例 3　50代　女性　くも膜下出血

　突然の頭痛を主訴に救急要請され，近医脳神経外科病院へ搬送となりました．くも膜下出血の診断となり，手術加療目的に，当院へ転院搬送となりました．同日，コイル塞栓術を施行され，その後，集中治療室へ入室されました．何とか，末梢静脈路を確保することはできたものの，肥満体形で血管が深いところにあり，留置長が短くなる影響で，すぐに点滴漏れを起こし，頻回の末梢静脈路交換を要していました．day 4に造影MRI

検査を行うことになりましたが，造影用のルート確保のため，看護師より相談を受けました．脳神経外科主治医へ確認すると，入院から約2週間は脳血管攣縮発症抑制薬等の薬剤加療を予定しており，一定期間末梢静脈路が必要とのことでしたので，ミッドラインカテーテル挿入を行いました．

【適応については以下のように検討しました】

・肥満体形➡末梢静脈路確保困難

・頻回の点滴漏れあり➡安定した末梢静脈路が必要

・造影MRI検査を予定している➡造影剤検査用の安定した末梢静脈路が必要

・約2週間投薬治療を行う予定➡末梢静脈路が6～14日間必要

【ミッドラインカテーテル挿入後の経過】

ミッドラインカテーテル留置から起算して，day 11まで攣縮予防を行い，day 12にカテーテルを抜去しました．

Column

中心静脈カテーテル挿入は危険？

2023年3月，医療事故調査・支援センターから，医療事故の再発防止に向けた提言第17号『中心静脈カテーテル挿入・抜去に係る死亡事例の分析　第2報（改定版）』[1]が出版されました．毎年，中心静脈カテーテルの挿入・抜去における死亡事故が複数件報告されており，その対策が急務となっています．この報告の中では，12の提言がなされていますが，提言1において「中心静脈カテーテル挿入は，**致死的合併症が生じ得るリスクの高い医療行為（危険手技）**であることを認識する．標準化した方法で，患者の全身状態のリスク評価と解剖学的リスク評価（プレスキャン）をあらかじめ行う．リスクが高い場合は，**末梢挿入型中心静脈カテーテル（PICC）による代替を含め，リスク回避策を検討**し，適応は合議で決定することが望まれる」と記載されており，中心静脈カテーテルの適切な使用が求められています．これまでのように，「末梢静脈路確保が困難だから」，「昇圧剤を使用するから」，「人工呼吸器管理をするから」等の理由だけで，リスクの高い患者に対して安易に中心静脈カテーテルを挿入してはいけません．

1) 医療事故調査・支援センター（一般社団法人 日本医療安全調査機構）：医療事故の再発防止に向けた提言第17号．中心静脈カテーテル挿入・抜去に係る死亡事例の分析−第2報（改訂版）−．p.2, 2023.

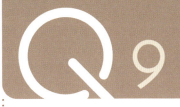

ミッドラインカテーテルを使用できない患者はいますか？

ミッドラインカテーテルは末梢静脈カテーテルの一種なので、中心静脈カテーテルを必要とする患者には使用できません．

　ミッドラインカテーテルを検討する上で、最も意識しなければならないことは、あくまで「末梢静脈カテーテル」の一種だということです．中心静脈カテーテルが必要な場合は絶対に使用しないでください．特にPICCとの誤認には注意が必要です．穿刺部が同じで、見た目も似ておりますので、ミッドラインカテーテルをPICCと誤認し、中心静脈栄養や高濃度K製剤を投与するといったことがないように細心の注意を払う必要があります．

　その他、上腕に外傷や熱傷がある場合等、物理的に穿刺が困難な場合も使用できません．さらに、維持透析中や透析間近の方も、今後シャントを作成するにあたり影響が出る可能性がありますので、避けたほうがいいといわれています．しかし、そうなると、透析中の方や透析間近の方は、手背や足に末梢静脈路が確保できなければ全例CICCの適応となってしまい、それは少し極端な考え方のような気がします．

　患者さんの背景や病状もさまざまだと思いますので、当院では、ミッドラインカテーテル挿入を検討した段階で、腎臓内科の医師や、主治医と相談して総合的に判断し、適切なカテーテル選択をしております．

Column

指示簿への記載はどうするか

　ミッドラインカテーテルを使用する上で、注意しなければならないことの1つに「PICCと混同しない」ということがあげられます．見た目だけでは判断がつきにくいため、ミッドラインカテーテルをPICCだと勘違いして、中心静脈栄養等、ミッドラインカテーテルからは投与不可能な薬剤を誤って投与される可能性があります．本文にも同様の内容を記載していますが、ミッドラインカテーテルを使用するにあたって、絶対に間違ってはいけない重要なことです．当院ではそういったことがないように、Argyle™ Fukuroi Midlineカテーテルを使用する際、指示簿は末梢静脈カテーテルの欄に記載し、但し書きで「ミッドラインカテーテル白・紫」と記載しています．また、スタッフへの周知も必要です．製品の説明会やハンズオン等を積極的に行い、ミッドラインカテーテルの管理について、すべてのスタッフに理解していただけるよう努めています．

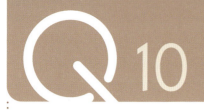

Q10 PICCとの使い分けはどうすればいいですか？

A. 末梢静脈から投与できない薬剤を使用する場合はPICCを使用してください．また，留置期間が2週間を超える場合もPICCのほうがよいでしょう．

　ミッドラインカテーテルとPICCでは穿刺方法は大きく変わりません．**1番の違いはカテーテルの先端位置です**．末梢静脈から投与できない薬剤を使用する場合は，中心静脈カテーテルが必要となりますので，PICCを選択してください．また，2週間を超える留置が必要（2025年1月時点では，ミッドラインカテーテルは2週間が留置目安となっていますが，海外では長期留置の報告もあり[5,6]，今後変更となる可能性もあります），トリプルルーメンが必要という場合もPICCを選択したほうがよいと考えられます（2025年1月時点ではトリプルルーメンのミッドラインカテーテルはありません）．

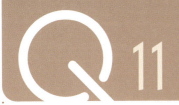

小児には使用できますか？

血管径がカテーテル外径に対して十分な径であれば使用できます．

　販売元（カーディナルヘルス株式会社）に確認したところ，非駆血時の留置血管の血管径がカテーテル外径に対して十分な径であれば，問題なく使用できるとのことです．

　海外でも小児に対するミッドラインカテーテルの使用は一般的とはいえないようですが，いくつか末梢静脈カテーテルとの比較がされています．4日間以上の輸液が必要な小児患者に対するRCTでは，ミッドラインカテーテルは従来の末梢静脈カテーテルと比較して，カテーテルの不具合が少なく長期留置できることから，患者満足度や医療コストからもメリットが高かったと報告されています[7]．しかし，まだまだ報告は少なく，その適応については、さらなる症例の蓄積が必要だと思います．

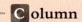olumn

ミッドラインカテーテル導入による影響

　以下にミッドラインカテーテルを使用し始めた2022年1月〜2024年6月まで，当院のER，ICU，EICU，手術部における，ミッドラインカテーテル，PICC，CICCの使用件数を示しています．CICCについては，症例カウントをしておりませんでしたので，使用キット数になります（挿入中に不潔にしてしまった等の理由で，1症例で2キット使用した場合などもあるので，実際の症例数はもう少し少ないと思います）．

　ミッドラインカテーテルについては，2022年には14症例だったのが，2023年には20症例と増加し，2024年は6月末の段階ですでに15症例と昨年を大きく上回るペースとなっています．PICCも少しずつではありますが増加傾向にあります．それと相関するようにCICCについては，2022年483例，2023年376例，2024年64例（6月末時点）と年々減少しております．別のColumn（p.26）にも記載しましたが，中心静脈カテーテル挿入は致死的な合併症を引き起こす可能性のある「危険手技」とされています[1]．当院においても，中心静脈カテーテル挿入・抜去に関するワーキンググループが立ち上がり，中心静脈カテーテル挿入・抜去のマニュアル作成を行いました．その中でCICCの適正利用を促しています．そういった影響もあり，2024年に関しては，CICCの使用が大幅に減少しております．

　今後，ミッドラインカテーテルは適応の拡大や留置期間の延長が期待されており，使用数もこれまで以上に増加する可能性があります．

1) 医療事故調査・支援センター（一般社団法人 日本医療安全調査機構）中心静脈カテーテル挿入・抜去に係る死亡事例の分析 第2報（改訂版）．p2, 2023.

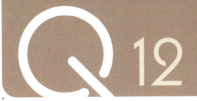

ミッドラインカテーテルから昇圧剤を投与することはできますか？

ミッドラインカテーテルから昇圧剤を投与することはできますが，高流量の昇圧剤を長期間使用する場合は注意が必要です．

高流量の昇圧剤を長期投与する場合

　近年，末梢静脈カテーテルから昇圧剤を安全に投与することができるという報告がされています．国際的な敗血症診療ガイドラインである，SSCG（Surviving Sepsis Campaign Guidelines）2021 においても，「中心静脈路確保を待たずに末梢静脈カテーテルから昇圧剤の投与を開始してよい」とされています[8]．しかし，それらの報告の多くは短時間〜数日といった，短期間での昇圧剤投与を評価したものがほとんどであり，長期的な投与についての安全性は確立されておりません[9〜11]．そういった背景もあり，米国輸液看護協会（INS）が発行する「Journal of Infusion Nursing」誌に掲載された輸液療法の実践基準「Infusion Therapy Standards of Practice, 9th edition 2024」においても，極端な pH または浸透圧濃度の薬剤を投与するときは，ミッドラインカテーテルを使用しないようにと記載されています[12]．

　上記のようなことを踏まえると，具体的な目安を提示することは難しいものの，高流量の昇圧剤を長期間投与する場合に，ミッドラインカテーテルが第一選択になるとは言い難いのではないでしょうか．高流量の昇圧剤を長期投与することが想定される場合は，PICC を含む中心静脈カテーテル留置が優先されます．

ミッドラインカテーテルの昇圧剤長期投与に関する報告

　しかし，ミッドラインカテーテルを使用して，昇圧剤を長期投与したという報告も少しずつ出てきております[13,14]．さらに，「エコーガイド下で末梢静脈カテーテルを挿入することが，昇圧剤投与時の合併症発生率減少に寄与するのではないか[11]」，「末梢静脈カテーテルから昇圧剤を投与した際に合併症を起こした症例のうち 85.3％ は，肘や肘より末梢側に留置されたカテーテルで発生していた[15]」という報告もあります．

　ミッドラインカテーテルは「エコーガイド下」で「上腕から挿入」するデバイスですので，今後，昇圧剤に関しても使用できる範囲が拡大することが期待されています．

ミッドラインカテーテルを留置する際,同意書を取得する必要はありますか？

当院では全例,同意書を取得するようにしております.

　ミッドラインカテーテルは末梢静脈カテーテルの一種ではありますが,穿刺合併症については PICC とほぼ同じであるため,当院では全例,同意書を取得するようにしています.すでに PICC を導入されている施設では,PICC の同意書を基に作成していただければよいと思いますが,適応や管理中の合併症については PICC と異なる部分がありますので,適宜修正してください.また,PICC を導入されていない施設では,本書を参考にしていただき,適応・必要性・具体的な処置内容・代替手段・合併症等を記載していただければと思います.

文　献

1) 医療事故調査・支援センター（一般社団法人 日本医療安全調査機構）：医療事故の再発防止に向けた提言第 17 号，中心静脈カテーテル挿入・抜去に係る死亡事例の分析—第 2 報（改訂版）—．p.2，2023.

2) 矢野邦夫監訳：血管内留置カテーテル由来感染の予防のための CDC ガイドライン 2011．p.6，メディコン，2011．〈https：//www.info-cdcwatch.jp/views/pdf/CDC_guideline2011.pdf〉（2025 年 1 月アクセス）

3) University of Michigan：Michigan MAGIC.
〈https：//www.improvepicc.com/magic.html〉（2025 年 1 月アクセス）

4) Simonov M, Pittiruti M, Rickard CM, et al.：Navigating venous access：a guide for hospitalists. Journal of Hospital Medicine, 10（7）：471-478, 2015.

5) Dickson HG, Flynn O, West D, et al.：A Cluster of Failures of Midline Catheters in a Hospital in the Home Program：A Retrospective Analysis. Journal of Infusion Nursing, 42（4）：203-208, 2019.

6) Kim SH, Hur S, Lee M, et al.：Outcomes of Venoplasty-Assisted, Peripherally Inserted Central Catheter Placement in Patients with Upper-Arm Venous Stenosis：Comparison with Midlines and Contralateral Placement. Journal of Vascular and Interventional Radiology, 33（2）：189-196, 2022.

7) Kleidon TM, Gibson V, Cattanach P, et al：Midline Compared With Peripheral Intravenous Catheters for Therapy of 4 Days or Longer in Pediatric Patients：A Randomized Clinical Trial. JAMA Pediatrics, 177（11）, 1132-1140, 2023.

8) Evans L, Rhodes A, Alhazzani W, et al.：Surviving sepsis campaign：international guidelines for management of sepsis and septic shock 2021. Intensive Care Medicine, 47（11）：1181-1247, 2021.

9) Tian DH, Smyth C, Keijzers G, et al.：Safety of peripheral administration of vasopressor medications：A systematic review. Emergency Medicine Australasia, 32（2）：220-227, 2020.

10) Jouffroy R, Vivien B.：Adverse events associated with administration of vasopressor medications through a peripheral intravenous catheter：do not confound access route and specific drug complications!. Critical Care, 25（1）：183, 2021.

11) Tran QK, Mester G, Bzhilyanskaya V, et al.：Complication of vasopressor infusion through peripheral venous catheter：A systematic review and meta-analysis. American Journal of Emergency Medicine, 38（11）：2434-2443, 2020.

12) Nickel B, Gorski L, Kleidon T, et al.：Infusion Therapy Standards of Practice 9th edition 2024. Journal of Infusion Nursing, 47（1S）：S87, 2024.

13) Gershengorn HB, Basu T, Horowitz JK, et al.：The Association of Vasopressor Administration through a Midline Catheter with Catheter-related Complications. Annals of the American Thoracic Society, 20（7）：1003-1011, 2023.

14) Prasanna N, Yamane D, Haridasa N, et al.：Safety and efficacy of vasopressor administration through midline catheters. Journal of Critical Care, 61：1-4, 2021.

15) Loubani OM, Green RS：A systematic review of extravasation and local tissue injury from administration of vasopressors through peripheral intravenous catheters and central venous catheters. Journal of Critical Care, 30（3）：653. e9-17, 2015.

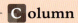

MAGICガイドラインを解読

「Q8 どんな患者に使用すればいいですか？」（p.22）でも紹介しましたが，MAGICガイドラインのアプリは，PICCやミッドラインカテーテル等の血管アクセスデバイスを選択する上で，非常に有効なツールです．筆者も実際にアプリをダウンロードして，使用してみましたので，少し紹介したいと思います[1]．

まず，アプリを立ち上げると，質問の画面が表示されます．

> **Q PICCをなぜ考慮しましたか？**
> "Which of the following indication are you ordering a PICC for?"
> 　5つの選択肢が用意されています．当院では血管確保困難という場合がほとんどですので，"Difficult Venous Access"を選択してみます．すると次の質問に移ります．
>
> **Q 二人の経験豊富な術者が末梢確保をトライしてもうまくいきませんか？**
> "Have 2 experienced providers attempted to place a peripheral IV unsuccessfully?"
> 　ここで"No"と答えてしまうと，「まずはトライしなさい」ということで推奨は提示していただけません．"Yes"と答えると次の質問に移ります．
>
> **Q 何日間の治療を検討していますか？**
> "What is your proposed duration of therapy?"
> 　　5日以下：末梢静脈カテーテル，エコーガイド下末梢静脈カテーテル，CICC，ミッドラインカテーテルが推奨
> 　　6〜14日：エコーガイド下末梢静脈カテーテル，CICC，ミッドラインカテーテル，PICCが推奨
> 　　15〜30日：PICCが推奨
> 　　31日以上：PICC，CVポート，トンネル型中心静脈カテーテルが推奨

という回答が得られました．他の選択肢でも少しやってみましたが，14日を超えるような長期留置が想定される場合は，通常のCICCは推奨されませんでした．

これまで，PICCかCICCかを選択するときに，想定される使用期間については，あまり意識しておりませんでした．というのも，私たちの部署では，救命救急センターや集中治療室に入院中の患者さんを中心に診療しており，経過次第で治療内容が変わるため，初期治療の段階で具体的な使用期間を想定することが難しいからです．しかし，病態がはっきりしていて治療の見通しが立つ場合は，「想定される使用期間」も適切なカテーテルを選択する上で，判断基準の1つになるのではないでしょうか．

1) Univercity of Michigan：MICHIGAN MAGIC–Now Available for Download! IMPROVE PICCA.
〈https://www.improvepicc.com/magic-app.html〉（2025年1月アクセス）

Part III

ミッドライン
カテーテルの
挿入

Q14 挿入前に知っておきたい知識

ミッドラインカテーテル留置の実際の流れはどうですか？

A. 次の①〜⑩の流れでミッドラインカテーテルを留置します．

実際の穿刺〜カテーテルの挿入までの流れについては，CICCとほとんど変わらないため，初めての方であってもそれほど戸惑うことはないと思います．具体的には，以下の手順で行います．

ミッドラインカテーテルの挿入手順

①適応の判断とカテーテルの選択
- ▶ Q5　有効長の短いカテーテルと長いカテーテルは，どのように使い分ければいいですか？（p.14）
- ▶ Q7　ダブルルーメンのミッドラインカテーテルはありますか？（p.18）
- ▶ Q8　どんな患者に使用すればいいですか？（p.22）

②穿刺血管の選択と体位どり
- ▶ Q18　どの血管を選択すればいいですか？（p.43）
- ▶ Q19　カテーテル留置に適した血管の径・深さはどのくらいですか？（p.46）
- ▶ Q20　患者の穿刺体位はどうすればいいですか？（p.48）

③清潔野の作成と水通し
- ▶ Q23　清潔操作はどの程度必要ですか？（p.56）

④プレスキャンで穿刺のイメージを確認
- ▶ Q24　プレスキャンの方法は？（p.57）

⑤局所麻酔
- ▶ Q25　局所麻酔は行いますか？（p.61）

⑥エコーガイド下で血管穿刺
- ▶ Q26　穿刺の全体像と穿刺のコツは？（p.62）

⑦ガイドワイヤーを挿入し外筒を抜去

⑧ガイドワイヤー越しにダイレーターを挿入し，刺入部を拡張

⑨目標とする長さまでカテーテル留置

⑩逆血を確認し，フィルム固定
- ▶ Q38　固定の方法はどうすればいいですか？（p.98）

PartIII では，ミッドラインカテーテルを挿入する上で知っておくべきことについて，詳しく解説をしていきます．

Part
III

ミッドラインカテーテルの挿入

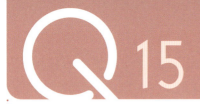 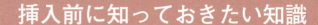

挿入前に知っておきたい知識

Q15 ミッドラインカテーテルを留置する際，透視は必要ですか？

PICC と異なり，カテーテル長が短いので，基本的には透視は不要です．

　有効長 10 cm のカテーテルでは，血管迷入リスクは極めて低いため，透視装置は基本的に不要です．しかし，有効長 20 cm のカテーテルを根元まで留置する（すなわちカテーテル留置長が 25 cm となる）とき，患者さんの体形や穿刺部位によっては，先端が鎖骨下静脈より中枢側へ進む可能性がありますので，血管迷入リスクがある場合に関しては，透視装置を使用してください．

Q16 挿入前に知っておきたい知識

穿刺時にエコーは必要ですか？

表面から見えない血管を穿刺しますので，エコーは必須です．また，穿刺血管の選定，穿刺前のプレスキャンでも使用します．

　表面から見えない血管を穿刺する場合がほとんどなので，穿刺時にエコーは必須です．穿刺時だけでなく，**穿刺血管を選定する段階でもエコーは必要**です．橈側皮静脈は目視できることもありますが，中枢側までしっかりと開存していることをエコーで確認する必要があります．穿刺前に，エコーで血管径や深さが適切か，周囲に動脈や神経がないか，血管の走行に異常（蛇行等）はないか，血栓はないか等も確認しなければなりません．

Part Ⅲ　ミッドラインカテーテルの挿入

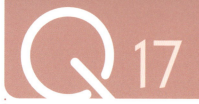

挿入前に知っておきたい知識

どんなエコーを使用したほうがいいですか？

血管穿刺モードのある機種を使用してください．プローブおよび画面に中心マーカーがあるとより穿刺しやすくなります．血管穿刺に特化したポータブルエコーもお勧めです．

1 血管穿刺モードのある機種について

　エコーの機種選定については，<mark>血管穿刺モードのある機種</mark>をお勧めします．その中でも，プローブの中心と，画面の中心にマーカーがあるものを選ぶと，より穿刺はしやすいと思います（図Ⅲ-1）．詳しくは「Q26　穿刺の全体像と穿刺のコツは？」（p.62）で説明しますが，エコーガイド下血管確保を成功させるためのコツの1つとして，「<mark>皮膚刺入後の最初の一刺しで，いかに血管直上に針を誘導することができるか</mark>」ということがあります．左右が1mmずれると，その後，斜め方向から血管へアプローチすることになってしまい，難易度が上がりますので，<mark>画面・プローブ両方にマーカーのある機種</mark>がよいと思います．

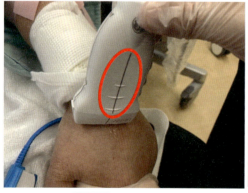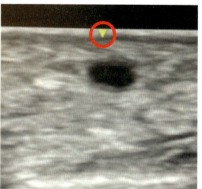

図Ⅲ-1　Venue Go™（GEヘルスケア・ジャパン株式会社）

2 ポータブルエコーについて

　一般病棟で穿刺する場合はワークスペースが取れないこともあると思いますので，小型のポータブルエコーを検討してはいかがでしょうか．筆者もいくつかの製品をデモで使用させていただきましたが，ポータブルの機種でも血管穿刺は可能だと思います（図Ⅲ-2）．

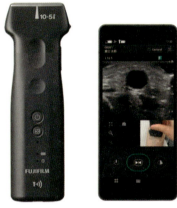

iViz air Ver.5　リニア（富士フイルム株式会社）

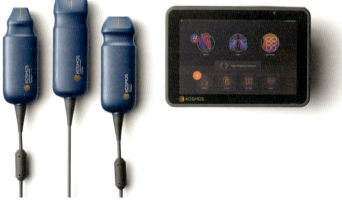

KOSMOS Series（提供：カーディナルヘルス株式会社）

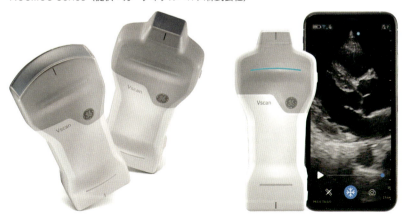

Vscan Air SL，Vscan Air CL（GEヘルスケア・ジャパン株式会社）

図Ⅲ-2 ポータブルエコー

3 まとめ

　どういった種類のエコーを使用するにせよ，血管穿刺用として機種を絞ったほうがよいと思います．針先の見え方は機種によって微妙に違いますので，慣れたエコーで行うことをお勧めします．

Q18 挿入前に知っておきたい知識

どの血管を選択すればいいですか？

第一選択は尺側皮静脈です．橈側皮静脈・上腕静脈からも穿刺可能ですが，特に上腕静脈から穿刺を行う場合は神経や動脈との位置関係を確認してください．

上腕部の静脈の走行について

上腕部には3つの静脈が走っています（figure III-3）[1]．尺側から，尺側皮静脈，上腕静脈，最も橈側にあるのが橈側皮静脈です．上腕部で上腕静脈と尺側皮静脈は合流し，その後，腋窩静脈となります．さらに中枢側にて橈側皮静脈が合流し，鎖骨下静脈，腕頭静脈へと流れていきます[2]．尺側皮静脈と上腕静脈の合流についてはいくつかのパターンがあるといわれています（figure III-4）[3]．

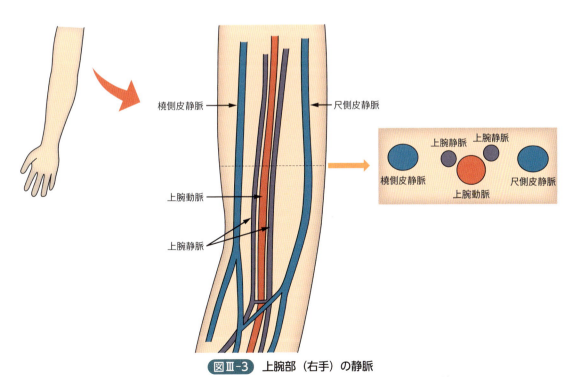

図III-3 上腕部（右手）の静脈

(井上善文：PICC．末梢挿入式中心静脈カテーテル管理の理論と実際．p.42，じほう，2017 より作成)

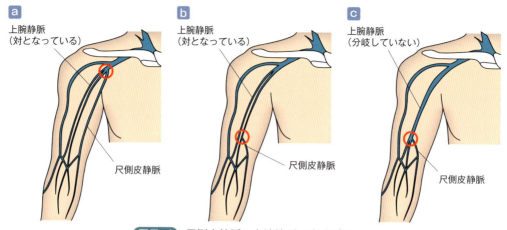

図Ⅲ-4 尺側皮静脈と上腕静脈の合流パターン

290名の患者，426の上腕を基に静脈の走行を分類した結果．
a：281（66％），b：73（17％），c：72（17％）．
○は尺側皮静脈と上腕静脈の合流位置を示す．
(Anaya-Ayala JE, Younes HK, Kaiser CL, et al.: Prevalence of variant brachial-basilic vein anatomy and implications for vascular access planning. Journal of Vascular Surgery, 53（3），2011より作成)

各静脈の穿刺のメリット・デメリット

1 尺側皮静脈

尺側皮静脈は，ミッドラインカテーテルを留置する場合も，PICC同様に第一選択の血管といえます．上腕静脈と違い，周囲に動脈が走っていることは少なく，比較的安全に穿刺することができます．

デメリットとしては，最も尺側に位置しており，腕を外旋させる必要があり穿刺が難しい，内側前腕皮神経が血管周囲を走行しているといった問題があります（内側前腕皮神経はエコーで描出することが難しいこともあります）．

2 上腕静脈

上腕静脈を穿刺するメリットとしては，上腕動脈に隣接しており，血管を探すのは比較的容易です．しかし，深い位置にあることが多く，また，上腕動脈や正中神経が近くにあるため，穿刺による合併症には十分に注意する必要があります．

3 橈側皮静脈

橈側皮静脈を穿刺するメリットとしては，比較的浅い位置にあることが多く，穿刺の難易度が低い（目視できることもあります）（図Ⅲ-5）ことと，穿刺するときに腕を外旋させる必要がないということがあげられます．

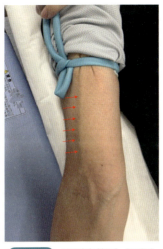

図Ⅲ-5 橈側皮静脈（目視）

デメリットとしては，人によっては非常に血管が細く，エコーでも識別しづらい，腋窩静脈との合流角度が急峻であり，カテーテルが通過しにくいこと等があげられます[4]．

実際の血管選択の流れ

一般的な上腕部の静脈の特徴を説明しましたが，上腕部の静脈の解剖は個人差があるため[3]，しっかりとプレスキャンを行うようにしてください．血管確保はできたものの，ガイドワイヤーがうまく上がらなかったという例を筆者も経験したことがあります．

当院では，まずエコーで尺側皮静脈を描出し，血管径や周囲の構造物との位置関係を確認します．穿刺可能と判断すれば尺側皮静脈から穿刺を行います．何らかの理由で穿刺が難しいと判断した場合は，対側の尺側皮静脈または橈側皮静脈を確認します．上腕静脈穿刺は上腕動脈や正中神経穿刺のリスクがあるため，できるだけ避けるようにしていますが，どうしても，上腕静脈しか穿刺できない場合もあります．その場合は，エコーで確実に神経・動脈の走行を確認した上で，針先を常に描出し続けるよう注意を払いながら手技を行います．

▶ プレスキャン（標的血管を同定する）
https://vimeo.com/1049170851/0626ef8b34

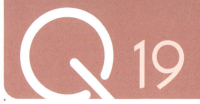

挿入前に知っておきたい知識

カテーテル留置に適した血管の径・深さはどのくらいですか？

カテーテル径は血管径の45％以内が望ましいとされていますので，ダブルルーメンのカテーテルを留置する場合は血管径が3.4 mm以上必要です．
深さは1.0〜1.5 cm以内を目安にしてください．

血管径について

　留置予定のカテーテル径が血管径の45％を超えると，血栓症のリスクが上がるという報告があります[5]．カーディナルヘルス株式会社から販売されているダブルルーメンのミッドラインカテーテルは，外径が1.5 mmなので，血管径が約3.4 mm必要です．同様に，シングルルーメンのカテーテルは外径が1.0 mm（3 Frタイプ），または1.3 mm（4 Frタイプ）なので，血管径が約2.3 mm，または約2.9 mm必要です．血管径自体は駆血の有無や繰り返しの穿刺等によっても変わりますので，ある程度余裕をもって血管を選定したほうがよいかもしれません．

　欧州臨床栄養代謝学会（ESPEN）ガイドライン2009では，カテーテル径は血管径の1/3以下が理想的とされています[6]．この基準を適用すると，4 Frのカテーテル（外径1.3 mm）では血管径が約4 mm以上必要となり，穿刺できないケースが増えそうです．

　当院でミッドラインカテーテルを挿入した40例のデータでは，血管径の平均は4.1 mm，血管径が4 mm未満だった症例は35％でした．このあたりは基準が明確になってはいませんので，各施設でご判断ください．

血管の深さについて

　血管の深さについては，言うまでもありませんが，できるだけ浅いほうが穿刺はしやすいでしょう．深い血管を穿刺するときはどうしても針を立たせる必要があり，針とプローブを90度に保つことが難しく，結果として針先の描出が難しくなります（図Ⅲ-6）．これについては，術者の技量によるところが大きいとは思いますが，筆者の印象としては深さが1.0〜1.5 cmを超えると難易度は高くなります．経験の浅い方は1つの目安にしていただければ幸いです．

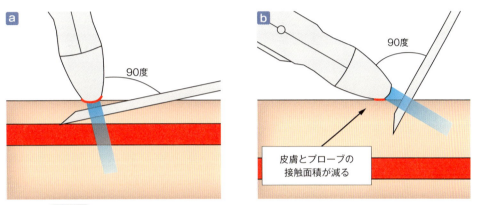

図Ⅲ-6　穿刺する血管が深いと，針とプローブの角度を90度に保ちにくい
a：浅い血管を穿刺する場合．
b：深い血管を穿刺する場合．

Q20 挿入前に知っておきたい知識

患者の穿刺体位は
どうすればいいですか？

尺側皮静脈や上腕静脈から穿刺する場合は，腕を外旋・外転位にしてください．橈側皮静脈から穿刺する場合は「気をつけ」の体位にしてください．

穿刺体位は穿刺血管によって異なる

1 尺側皮静脈・上腕静脈を穿刺する場合

　患者の体位は穿刺する血管によって変わります．尺側皮静脈や上腕静脈など，上腕の内側の血管を穿刺するときは，「気をつけ」の姿勢では非常に穿刺しづらいですので，腕を外旋・外転位にします（図Ⅲ-7）．

　高齢者などでは，皮膚のたるみによって，穿刺が難しいことがありますので，タオル等を敷くことで，できるだけ真上に近い位置から穿刺できるように体位をとります（図Ⅲ-8）．

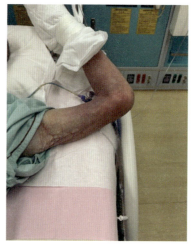

図Ⅲ-7　尺側皮静脈・上腕静脈を穿刺する場合は，腕を外旋・外転位にする

2 橈側皮静脈を穿刺する場合

橈側皮静脈のように上腕の外側部を穿刺するときは，軽く外転位にしてもらうことで，真上から穿刺がしやすい体位をとることができます．

以上のように穿刺血管を決定した上で，適切な体位をとるようにします．

座位での挿入について

当院では，ミッドラインカテーテルを挿入する対象は，ほとんどが集中治療室の患者ですので，基本的に仰臥位での挿入を行っておりますが，座位で挿入することもできるようです（図Ⅲ-9）[7,8]．うっ血性心不全などで仰臥位になれない場合等が考えられますが，座位での挿

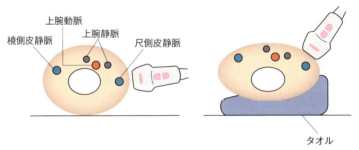

図Ⅲ-8 皮膚のたるみによって穿刺しづらい場合はタオルを敷く
タオルを敷き，上腕が偏平化することで，プローブが立ち穿刺しやすくなる．

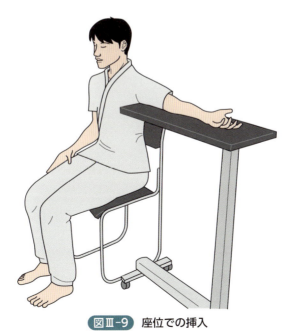

図Ⅲ-9 座位での挿入

(Mitsuda S, Tokumine J, Matsuda R, et al.: PICC insertion in the sitting position for a patient with congestive heart failure: A case report. Medicine, 98 (6): e14413, 2019 より作成)

入であれば，滅菌シーツが顔にかかることもなく，患者さんも安心して手技を受けられるかもしれません．手技時間や合併症に差はなかったとのことです．座位挿入による空気塞栓のリスクについては，末梢静脈圧は大気圧より高いため，安全に挿入できると考えられます．

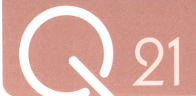 挿入前に知っておきたい知識

施術者の穿刺時の体勢はどうすればいいですか？

 細かい操作が必要なので，椅子に座って穿刺をしてください．

　内頸静脈等，径が大きい血管を穿刺するCICC留置とは違って，ミッドラインカテーテル留置は，径が小さい上腕部の血管を穿刺しますので，非常に繊細なプローブ操作・針操作が要求されます．安定した姿勢で穿刺をするためにも，椅子に座って手技を行うことは必須だと考えられます（図Ⅲ-10）．

　右利きの方であれば，左手の親指・人差し指・中指でプローブを持ち，薬指・小指を患者の腕などに固定させます（図Ⅲ-11）．

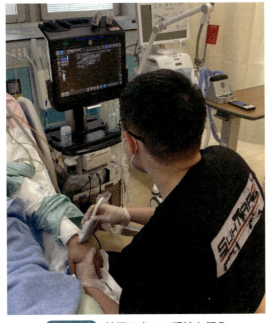

図Ⅲ-10　椅子に座って手技を行う

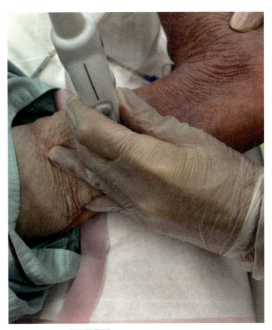

図Ⅲ-11　プローブの持ち方

Q22 挿入前に知っておきたい知識

エコーや処置台はどこに配置すればいいですか？

穿刺時に視線がぶれないように，穿刺方向の延長線上にエコーを設置してください．

エコーの位置

繊細な操作が要求されるミッドラインカテーテル留置をする上で，エコーの位置は非常に大切ですので，ぜひこだわってもらいたいと思います．右内頸静脈から中心静脈カテーテルを挿入するときに，エコーを患者さんの左側に置いて穿刺をしている姿を見かけることがありますが，これはよくありません（図Ⅲ-12）．左にある画面を見ながら右向きに穿刺をすることになってしまいます．視線の移動を最小限にするために，==穿刺針を進める方向の延長上==

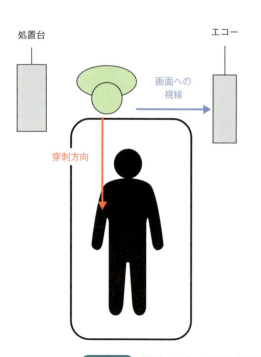
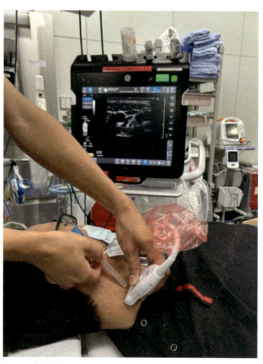

図Ⅲ-12　推奨されない配置（画面への視線と穿刺方向への視線の移動が大きい）

にエコーを置くのが理想的です．

1 尺側皮静脈・上腕静脈を穿刺する場合

　尺側皮静脈や上腕静脈を穿刺する場合であれば，腕を外転・外旋しますので，ベッドの対側にエコーがあったほうがよいと思います（図Ⅲ-13）．そうすることで，穿刺方向の延長上にエコー画面があり，視線の移動が最小限になります．また，清潔野を作りやすくなりますし，プローブを落としてしまうリスクも低くなると思います．

　懸念事項としては，患者の両サイドをワークスペースとして使用するため，一般病棟では実施が難しい可能性があるということと，幅の広い通常のベッドで，対側にエコーを置くと画面までの距離が遠くなってしまい，画面が見えづらいということです．

2 橈側皮静脈を穿刺する場合

　橈側皮静脈を穿刺する場合は，穿刺する際に患者さんの体位を「気をつけ」に近い姿勢にできますので，エコーの位置は患者の頭元または穿刺する腕の近くがよいと思います（図Ⅲ-14）．

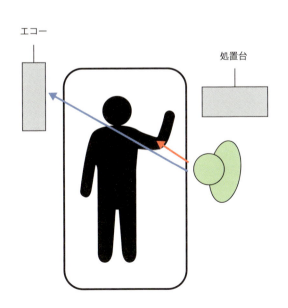
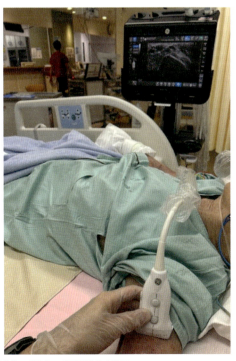

図Ⅲ-13　尺側皮静脈・上腕静脈を穿刺する場合の理想的な配置

a 患者の頭元に配置

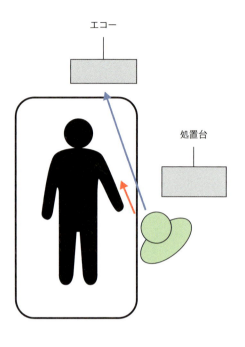
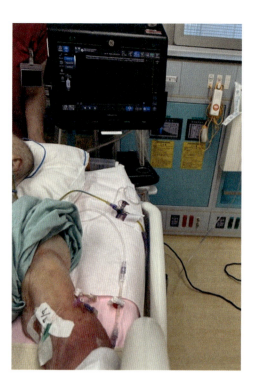

b 穿刺する腕の近くに配置

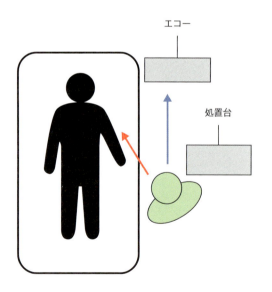
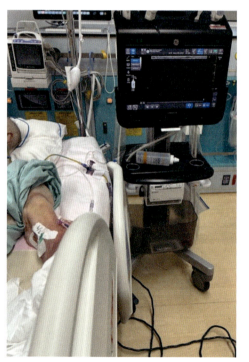

図Ⅲ-14 橈側皮静脈を穿刺する場合の理想的な配置

3 エコーの高さ

また，忘れがちなのがエコーの高さ調節です．機種によっては調節ができないものもある
かもしれませんが，調節できるのであれば視線の高さに調整しましょう．

処置台の位置

物品はすぐ手に届きやすい場所にあるほうがよいため，右利きの場合は，処置台を右側に
配置します．右上腕を穿刺する場合は，患者の胸からお腹あたりにオーバーベッドを入れて
処置台として使用することもできます．

細かいことですが，ガイドワイヤーを挿入する直前や，ダイレーション後は血液が垂れる
ことがありますので，ベッドや床を汚さないような工夫も必要です．処置時に使用する清潔
シーツには吸水性がありませんので，清潔なガーゼ等で床やベッドに血液が垂れないように
注意しましょう．

Part
III

ミッドラインカテーテルの挿入

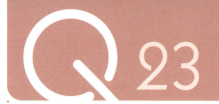

挿入前に知っておきたい知識

清潔操作はどの程度必要ですか？

全例にマキシマル・バリアプリコーションまでは不要と思いますが，カテーテルの留置期間や患者状態を考慮して判断してください．

『血管内留置カテーテル由来感染の予防のためのCDCガイドライン2011』によると，「CVCやPICC挿入時には，マキシマル・バリアプリコーション（キャップ，マスク，滅菌ガウン，滅菌手袋，全身用の滅菌ドレープの使用を含む）を用いる」と記載されております[9]．ミッドラインカテーテルについてはマキシマル・バリアプリコーションまでは不要だと考えられます．

しかし，最長で2週間程度留置する可能性がありますので，当院では，ミッドラインカテーテルを挿入する際，滅菌ガウンは装着しませんが，穿刺部とその周囲はしっかりと清潔なドレープで覆い，エコー・手袋を清潔な環境で使用するようにしています．

エコーガイド下末梢静脈路確保のように，より短期間での使用が見込まれる場合や，高い清潔度を必要としない場合は，清潔なプローブカバーを使用せず，プローブ先端に清潔なフィルムを貼り，単包の滅菌ゼリーを用いて穿刺を行うこともあります（図Ⅲ-15）．清潔手袋をプローブカバー代わりにする方法もありますが，指の部分が垂れてくるのが気になったため，当院では清潔フィルム＋単包ゼリーで穿刺を行っています．

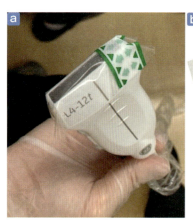
プローブ先端に清潔フィルムを貼る

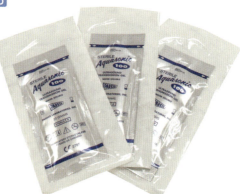
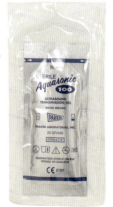
アクアソニック100ゲル（滅菌タイプ，村中医療器株式会社）

図Ⅲ-15 清潔なフィルムと単包ゼリーを用いる

aの上からbのような単包の清潔ゼリーを用いて穿刺を行う．

Q24 挿入前に知っておきたい知識

プレスキャンの方法は？

 まず，短軸像を描出し血管の走行を確認します．その後，長軸像を描出し血管の穿刺方向・深さを確認します．

プレスキャンで用いる手技

穿刺血管が決まれば，穿刺前のプレスキャンを行います．プレスキャンにはさまざまな方法がありますが，筆者は Sweep scan technique，長軸法，Swing scan technique の手技を用います．

Sweep scan technique とは，プローブを血管に直交させ，繰り返し箒（ホウキ）で掃くように前後に滑らせ，短軸像（血管の輪切りの像）を描出する手法です．血管の走行や深さ，周囲の構造物との位置関係を確認します．Swing scan technique はプローブを穿刺点において，扇状に動かすことで，血管とプローブが直交しているかを確認する手法です[10]．

Swing scan technique
https://vimeo.com/1049170953/ee42f08adf

プレスキャン
https://vimeo.com/1049170977/4675fa1af7

プレスキャンの手順

1 Sweep scan technique

プレスキャンの手順としては，まず，**Sweep scan technique（エコーを滑らせるように動かします）で，血管の走行を確認します**（図Ⅲ-16）．常に画面の真ん中に血管を描出するよう意識し，穿刺方向をイメージします．エコーガイド下血管確保手技に慣れるまでは，この段階で血管の走行をマーキングしておくことをお勧めします．

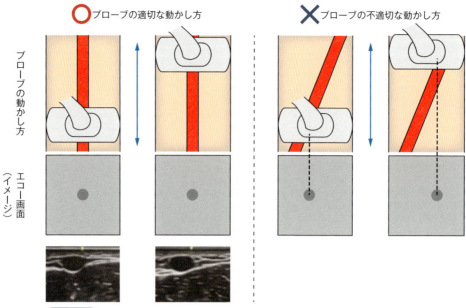

図Ⅲ-16 手順① Sweep scan technique で血管の走行を確認（短軸像）

血管の直上にプローブの中央がある状態を維持できていれば，血管は画面中央に描出される．
血管の直上にプローブの中央がある状態を維持できていなければ，血管が画面の中央から外れる．

❷ 長軸法

次に，イメージしたルートの直上にプローブを置き，<mark>血管の走行を長軸で描出し，穿刺方向および深さを確認</mark>しています（図Ⅲ-17）．

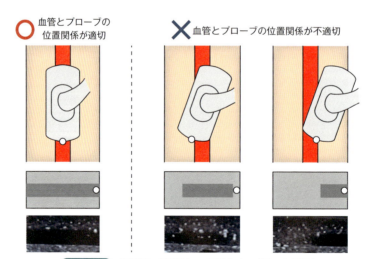

図Ⅲ-17 手順② 長軸法で穿刺方向・深さを確認

〇はオリエーションマークを示す．
血管とプローブの位置関係が適切な場合：プローブが血管の走行に対して並行となっており，適切に血管を描出できている．
血管とプローブの位置関係が不適切な場合：プローブが血管の走行に対し斜めとなっており，プローブの両端が血管をとらえられていない．エコー画面には血管の一部しか映らず，血管の全体像を把握できない．

3 Swing scan technique

　最終的に穿刺位置が決まれば，その位置でプローブの中心を固定し，**Swing scan technique**（プローブを穿刺点において中心に扇状に動かします）を行います（図Ⅲ-18）．理由としては，短軸像で画面中央に血管の断面を描出していたとしても，プローブが血管に対して垂直になっていないこともあるためです（図Ⅲ-19）．これで穿刺位置においてプローブが血管に対して垂直に当たっているかを最終的に確認しますが，浅い血管だと，わかりにくいことがあるため，省略していただいてもよいと思います．

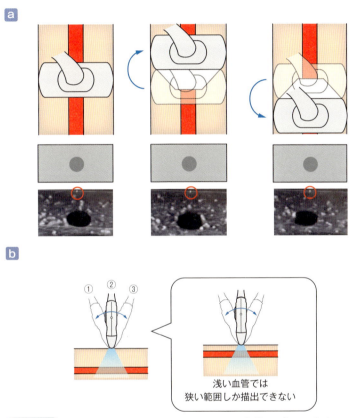

図Ⅲ-18 手順③ Swing scan technique で血管とプローブが垂直か確認
a：プローブの動かし方（上から見た状態）．○は検査画面のセンターラインを示す．
b：プローブの動かし方（横から見た状態）．
　血管に対しプローブが垂直に当たっている場合，①～③のようにプローブを前後に傾けても，血管は画面の中央に描出される．
　一方，血管に対しプローブが垂直に当たっていない（血管の走行に対し斜めに当てている）場合，血管は画面の左右にずれてしまう．

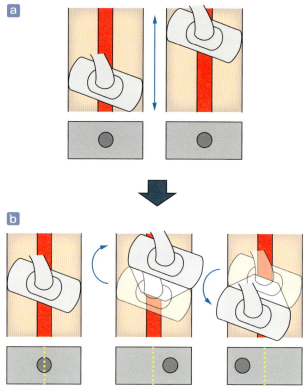

図Ⅲ-19 なぜ Swing scan technique が必要なのか？

a：Sweep scan technique において，血管が中央をとらえていたとしても，プローブと血管が垂直になっていないかもしれない．
b：Swing scan をすることで，プローブと血管が垂直になっていないことがわかる．

Q25 挿入前に知っておきたい知識

局所麻酔は行いますか？

当院では，血管穿刺前にエコーガイド下で局所麻酔を行っていますが，ダイレーター挿入前に局所麻酔をする方法もあります．

　当院では，患者の苦痛軽減および血管攣縮予防のために，局所麻酔を血管穿刺前に行っています．穿刺針は27Gの細径針を使用します．注意点としては，麻酔薬の使用量が多すぎると，血管の位置が深くなり穿刺が難しくなってしまうことがあげられます．

　穿刺予定部周囲に，針先のみ清潔な状態で局所麻酔を行うこともできますが，使用量を必要最小限にするためにも，血管穿刺の直前にエコーガイド下で穿刺部のみに必要量を投与するようにしています．

　Argyle™ Fukuroi Midlineカテーテルキット内には22Gの穿刺針が入っており（図Ⅰ-4，p.10），通常の末梢静脈路確保と同程度の侵襲と考えられますので，局所麻酔なしで穿刺を行い，ダイレーターを挿入する前に局所麻酔を行う方法もあります．

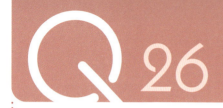

穿刺の全体像と穿刺のコツは？

穿刺のコツとしては，「すべての操作をゆっくり行うこと」と，「皮膚刺入後は一発で血管直上まで針を誘導すること」です．

追いかけ法の手技の流れ

エコーガイド下血管確保において，Keyとなる手技（以降，「追いかけ法」と表記します）について解説します．

> **追いかけ法の手順**
> ① 血管穿刺用プローブで，目的とする血管を短軸像で画面中央に描出する
> ② マーカーの中心部から，目的とする血管の直上を目指して穿刺する
> ③ プローブを動かし，針先を画面にとらえる
> ④ 画面から針先が消えるまでプローブを進める
> ⑤ 針を進め，針先を画面に描出する
> ⑥ ④〜⑤の操作を繰り返し，血管内に針先を進める（図Ⅲ-20）
> ⑦ 針を寝かせて，さらに④〜⑤を繰り返し，血管の中心まで針先を進める
> ⑧ 逆血を確認し，外筒を血管内に留置する
> ⑨ 逆血を確認し，外筒内にガイドワイヤーを挿入する
> ⑩ 外筒を抜去し，プローブでガイドワイヤーが血管内にあることを確認する
> ⑪ ダイレーターを挿入し，カテーテルを挿入する

追いかけ法において重要な「コツ」は次のとおりです．

1 すべての操作をゆっくり行う

血管径が3 mmしかない血管に，径0.9 mmの22 G針を穿刺することを **図Ⅲ-21** で考えてみましょう．完全に血管の中心をとらえていれば，針が1 mm左右にずれたとしても，何とか血管内に入ったままです．しかし，針が少しでも血管の中心からずれている状態で左右に1 mmずれてしまうと，針は血管外へ脱落してしまいます．

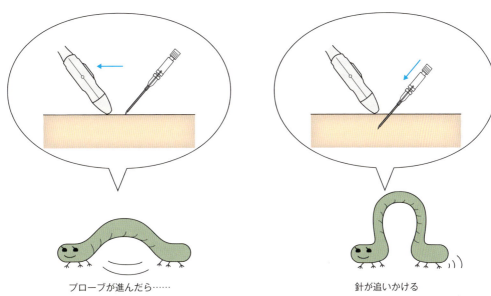

図Ⅲ-20 追いかけ法はシャクトリ虫のイメージ

左:針先を画面にとらえたら,画面から消えるまでプローブを進める(手順④).
右:針先が画面に描出できるまで針を進める(手順⑤).
プローブと針は交互に同じ方向に進む.

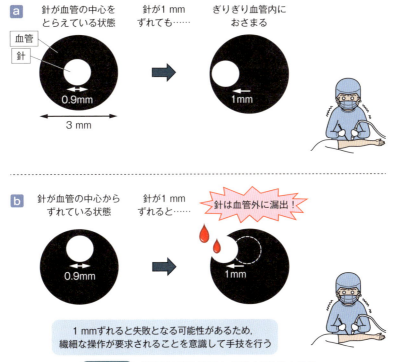

図Ⅲ-21 静脈穿刺は慎重な操作が要求される

血管径3 mm,22G 針は外筒が約 0.9 mm.
a:針が血管の中心をとらえている状態.
b:針が少しでも血管の中心からずれている状態.

上腕の静脈を穿刺するということは，これほど繊細な操作が要求される手技です．エコーガイド下血管確保においては，「1 mm」の重要性を意識して慎重な操作を行ってください．そういったことからも，中心マーカーのあるプローブを使用する意義は大きいと思います．

❷ 皮膚刺入後は一発で血管直上まで針を誘導する

◆ 針先が皮下にある状態では，エコーで針先を視認しづらい

「すべての操作をゆっくり」ということが基本になりますが，針先が皮下にある状態では，エコー画面で針先を視認しづらくなるため，この状態で細かい操作を続けると針先を見失うリスクが高まります（図Ⅲ-22）．

したがって，皮膚刺入後は，一発で血管直上（血管前壁の 1～2 mm 上）まで針を誘導することを心がけてください（手順②）．そのためには，後述する穿刺角度と血管までの距離を意識して，「どこから」，「何度の角度で」針を穿刺したのか，目標とする位置まであと「何 mm」進めればよいかを意識して穿刺しましょう．

また，真上から血管内へアプローチすることで，血管に逃げられにくくなるというメリットもあります．

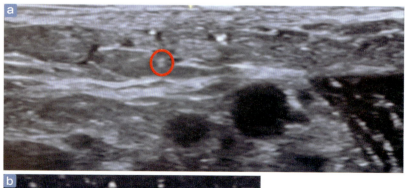
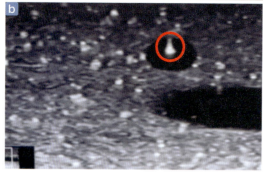

図Ⅲ-22 針先が皮下にある場合のエコー画面
a：針先が皮下にある場合．
b：針先が血管にある場合．

◆ 深い血管を穿刺する場合は注意が必要

しかし，深さ1 cmを超えるような血管を穿刺する場合は注意が必要です．穿刺の向きが想定したコースとずれた場合，思わぬ合併症を引き起こす可能性がありますので，適宜針をツンツンと小刻みに動かし（jabbing motion），針先の位置が大きくずれていないことを確認しながら手技を進めるようにしてください．

3 皮膚のたるみと血管の固定

末梢静脈路確保においては，穿刺針を持つ手とは逆の手（右利きであれば左手）で，皮膚にテンションをかけ血管を固定すると思います．エコーガイド下血管確保手技では，左手にプローブを持っていますので，皮膚にテンションをかけることが難しくなります．比較的深いところにある血管を穿刺しますので，血管の固定という意味合いは薄いかもしれませんが，皮膚にたるみがあると穿刺は難しくなります．テープなどで固定する（図Ⅲ-23a），介助者に皮膚を引っ張ってもらう（図Ⅲ-23b），皮膚穿刺のときのみ，プローブをいったん外し左手で皮膚にテンションをかけながら穿刺するなどの対応を行いましょう．

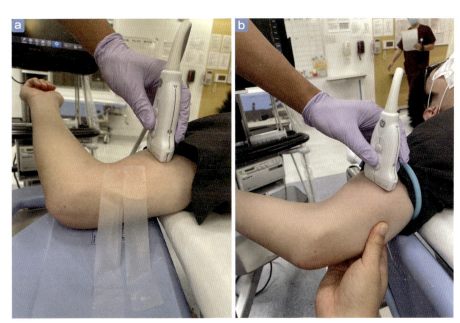

図Ⅲ-23 皮膚へのテンションのかけ方
a：テープで固定した場合．
b：介助者に皮膚を引っぱってもらう場合．

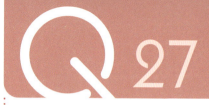

穿刺技術とポイント

上腕のどこから穿刺すればいいですか？

上腕の真ん中1/3から穿刺してください．肘に近い部位はさまざまなデメリットがありますので，できるだけ避けるようにします．

各穿刺部位のメリット・デメリット

　上腕を3等分したうちの，中央の部位が穿刺部位として適切とされています．

　より中枢側では，血管径は大きく穿刺はしやすくなる可能性がありますが，「脇に近く感染リスクが上がる」，「肩の動きによってドレッシング材の固定が不安定になる」などのデメリットがあります．

　一方，肘に近い部位では「肘を屈曲した際に，カテーテルに外力が加わり血栓リスクが高まる」，「血管径が細く穿刺が難しい」，「静脈損傷のリスクが高い」，「刺入部を保護するドレッシング材の固定性が悪い」など，複数の問題がありますので，避けるべきとされています．

上腕の3つのゾーン

　上腕を3つのゾーンに分類する方法があります（図Ⅲ-24）[11]．中枢側から，Yellow Zone（YZ），Green Zone（GZ），Red Zone（RZ）とされ，GZの中でも，より中枢側が穿刺位置として理想とされています．この位置では，筋膜が血管と筋肉を包んでいることで，血管が安定し穿刺がしやすいようです．しかし，穿刺血管の位置や走行，周囲の構造物等の関係次第という面もありますので，こういったことを頭に置いた上で，最終的に決定しましょう．

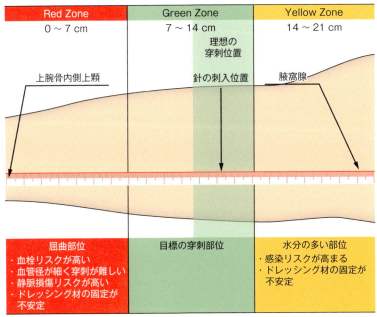

図Ⅲ-24 3つの穿刺範囲の考え方

(Dawson RB : PICC Zone Insertion Method™ (ZIM™) : A Systematic Approach to Determine the Ideal Insertion Site for PICCs in the Upper Arm. The Journal of the Association for Vascular Access, 16 (3) : 156-165, 2011 より作成)

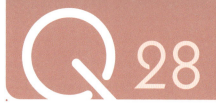

穿刺技術とポイント

穿刺針の選定はどうすればいいですか？

できるだけ細径（22 G 程度）の穿刺針を使用してください．

穿刺針の太さについて

穿刺針が太いと，血管を貫く際に血管壁への力が分散し，血管がたわむことで，なかなか血管内へ到達できません．力加減を誤ると，後壁穿刺となってしまう可能性があります．できるだけ細径（22 G 程度）の穿刺針を使用してください．ちなみに，カーディナルヘルス株式会社から販売されているミッドラインカテーテルのキット内には，22 G の細径針が入っております．また，穿刺針が細ければ，動脈誤穿刺等アクシデント発生時のリカバリーもしやすく，重大合併症発生のリスクも抑えることができます．

穿刺針の長さについて

穿刺針の長さについても，血管まで到達するために必要な長さを考慮して選択してください．不必要に長い穿刺針を使用すると，思いがけず，深い部分の血管を穿刺してしまうことがあります．

金属針とプラスチック外筒付き留置針

金属針とプラスチック外筒付き留置針のどちらを使用するかについてですが，Argyle™ Fukuroi Midline カテーテルのキット内には，金属針ではなく，プラスチック外筒付き金属針が入っておりますのでそちらを使用してください．注意点として，外筒を留置した状態で，再穿刺を行ってはいけないということがあげられます．穿刺時に内筒から逆血があり，外筒を留置したけれど，外筒からは逆血が得られなかった場合，同じ経路で外筒を進めるために，内筒を再穿刺したくなります．しかし，プラスチックカニューレ破損のリスクがありますので，一度外筒を抜いてから再穿刺してください（図Ⅲ-25）．

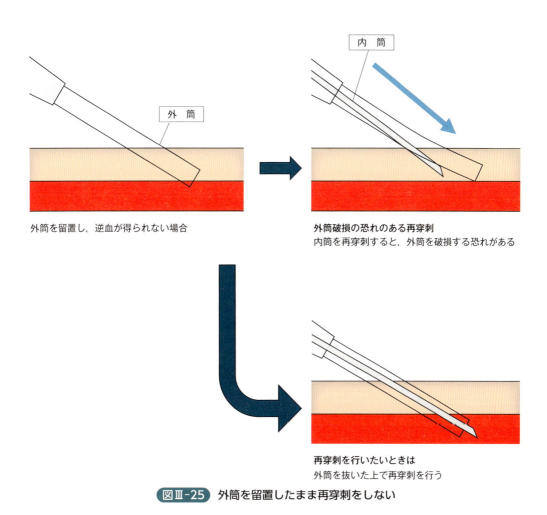

図Ⅲ-25 外筒を留置したまま再穿刺をしない

　キット内の針では穿刺が困難だった場合など，キットに入っていない金属針を使用することもあるかと思いますが，その際は，ガイドワイヤー操作には細心の注意を払ってください．万が一，ガイドワイヤーが穿刺針に引っかかってしまった場合，その状態でガイドワイヤーを動かすと「**ガイドワイヤー遺残**」という致命的な合併症が発生する可能性があります．カーディナルヘルス株式会社の添付文書にも記載されているとおり，ガイドワイヤー操作で抵抗を感じた場合，それ以上動かさず，ガイドワイヤーと針を一緒に抜去するようにしてください[12]．

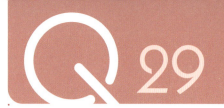

穿刺角度はどうすればいいですか？

 深さ5mm以下の浅い血管は30度，5mmより深い血管は45度を目安に穿刺してください．

穿刺角度の考え方

　あくまで筆者の個人的な目安ですが，深さ5mmまでの浅い血管は30度，それ以上の深さの血管は45度を意識して穿刺しています．

　図Ⅲ-26で示したように，深さ4mmの血管を穿刺する場合，血管刺入予定位置の約7mm手前から，30度の角度で8mm針を進めると，血管に到達します．同様に，深さ7mmの血管を穿刺する場合，血管刺入予定位置の7mm手前から45度の角度で約10mm針を進めると，血管に到達します．

　血管の7mm手前というのは，機種によっては多少の差はあるかもしれませんが，プローブの厚みを考慮すると，プローブの中央についている<mark>マーカー部から穿刺するイメージ</mark>でよいと思います（図Ⅲ-27）．

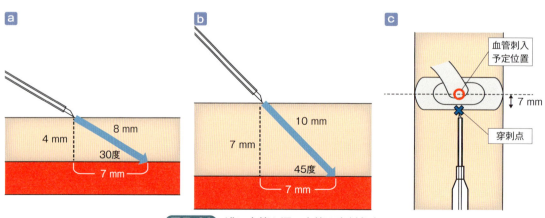

図Ⅲ-26 浅い血管と深い血管の穿刺角度
a：深さ4mmの血管を穿刺する場合．
b：深さ7mmの血管を穿刺する場合．
c：a，bの角度で穿刺する場合の血管刺入予定位置と穿刺点．

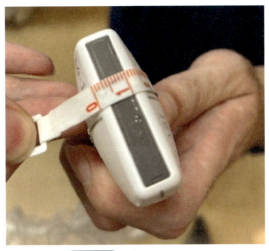

図Ⅲ-27 プローブの厚み

機種により厚さは異なりますので，使用予定のエコーでご確認ください．

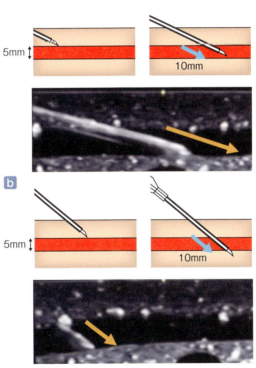

図Ⅲ-28 穿刺角度と後壁穿刺リスクの関係
a：浅い角度（30度）で穿刺した場合．10 mm 進めても後壁穿刺とならない．
b：深い角度（45度）で穿刺した場合．10 mm 進めたら後壁穿刺となる．

Part Ⅲ ミッドラインカテーテルの挿入

浅い角度と深い角度での穿刺の違い

　浅い角度で穿刺をするメリットは，ガイドワイヤー操作がスムーズ，後壁穿刺のリスクが少ない，エコーと90度の角度を保ちやすく針先の描出が容易等です．デメリットとしては，血管までの到達距離が長く，穿刺難易度が上がるということがいえます．深い角度で穿刺するメリット・デメリットはその逆になります．

　基本的には血管の深さに応じて，適切な角度で穿刺すればよいと思いますが，血管径が小さい場合，深い角度で穿刺すると後壁穿刺のリスクが高くなります（図Ⅲ-28）．凝固異常などで出血リスクが高い場合など，後壁穿刺を絶対に避けたい場合は，多少深い血管であっても，あえて浅い角度で穿刺することもあります．

穿刺角度の比較
https://vimeo.com/1049171007/ed10651828

Column

エコーガイド下血管確保の手技はどのくらいでできるようになりますか？

　筆者は救急医ですが，お恥ずかしい話，手技があまり得意ではありません．エコーガイド下血管確保についても，コツをつかむまでに 50～100 回は必要だったような気がします．針先が見つからず断念したり，末梢静脈路確保に 30 分以上かかったり，失敗の連続でした．ただし，トライした症例はすべて「目視で静脈を視認できない」かつ「集中治療室の看護師が複数回トライしても末梢静脈路確保ができなかった」症例のみであることは言い訳させてください（笑）．

　では，この手技はどのくらいでできるようになるのでしょうか．調べてみたところ，4 回やれば成功率 70%，15～26 回やれば成功率 88%という報告を見つけました[1]．筆者の実感としても大体同じような印象をもっています．これまで 10 人程度指導してきましたが，シミュレーターで数回やれば，よほど難易度の高い血管でなければ数回でできるようになる先生が多い印象です．普段から中心静脈路確保や FAST（Focused Assessment with Sonography for Trauma）などでエコーを日常的に使用している救急医は，やはり上達が早いです．筆者が特別なことを教えたわけではありませんが，皆さん自然にコツをつかんで上達していかれます．今となっては筆者よりもはるかに高いスキルをもっておられ，筆者の出番はほとんどなくなってしまいました．

1) Stolz LA, Cappa AR, Minckler MR, et al.：Prospective evaluation of the learning curve for ultrasound-guided peripheral intravenous catheter placement. The Journal of Vascular Access, 17（4）：366-370, 2016.

穿刺時の針の持ち方はどうすればいいですか？

穿刺技術とポイント

「追いかけ法」を行う際は，人差し指と中指を針の下に，親指を針の上に添えるように持つと穿刺しやすいと思います．また，穿刺針にシリンジをつけずに行うことも重要です．

穿刺時の針の持ち方

穿刺時の針の持ち方に特に決まりはありませんが，筆者は人差し指と中指を針の下側に，親指を針の上側に添えて持つようにしています．深い血管に対して角度をつけて穿刺するときは鉛筆持ちのほうがやりやすいかもしれませんが，追いかけ法を行う中で，血管内留置後に穿刺針を寝かせる操作が非常に困難です．深い血管に対しては，鉛筆持ちでガイドワイヤー付きの穿刺針を用いて穿刺するか，または，皮膚穿刺時のみ鉛筆持ちで皮膚を貫き，その後，持ち方を変えるというのもいいかもしれません．

シリンジについて

CICC挿入の際は針にシリンジをつけて逆血を確認すると思いますが，ミッドラインカテーテル挿入の際は，針のみで穿刺を行います．シリンジをつけて穿刺を行うデメリットとしては次の3つが考えられます．

1 針先と手元の距離ができて「mm単位の操作」が難しい

図Ⅲ-29は極端な例ですが，「大きいものを持った状態で，細かい操作をする」ということが，いかに難しいか理解していただけるのではないでしょうか．

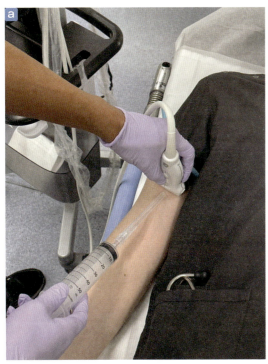 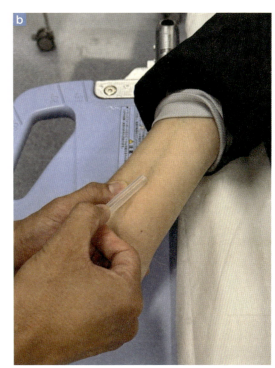

図Ⅲ-29　シリンジをつけた場合とつけない場合の比較

a：シリンジをつけて穿刺する場合.
b：シリンジをつけずに穿刺する場合.

2　貫通法となる可能性がある

　エコーガイド下血管穿刺に慣れないうちは，シリンジをつけて穿刺をすると，「追いかけ法」を行わずに，貫通法になってしまいがちです（詳しくは p.76 を参照）．カニュレーションできればなんでもいいか，というとそうではありません．ミッドラインカテーテルの欠点の 1 つに血栓症のリスクがあります．静脈血栓のリスクとしては，Virchow の 3 徴（血管壁損傷，血流うっ滞，血液凝固能亢進）が有名です．PICC 留置時の静脈血栓の要因については，血管壁損傷ではなく，血流のうっ滞が影響しているという報告もありますが[13]，後壁穿刺をして血管壁を傷つけることは，不必要に血栓リスクを高めることにつながりますので，ミッドラインカテーテルの手技において，貫通法はお勧めできません．

3　視線が動く

　シリンジをつけて穿刺をすると，どうしても陰圧をかけて逆血を見たくなると思います．「Q31　穿刺時の視線はどうすればいいですか？」（p.77）で説明しますが，皮膚穿刺後は視線を画面に固定する必要があります．

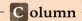

新たなセルジンガー法

　セルジンガー法とは，1953年にスウェーデンの放射線科医セルジンガーが報告した穿刺法です．要約すると，「ガイドワイヤーを用いてカテーテルを挿入すること」であり，穿刺時に血管を貫くかどうかは関係ありません．動脈ライン（Aライン）を挿入するときなど，穿刺針で血管後壁を一度貫いて，外筒を抜去しながら逆血があったところでガイドワイヤーを挿入してカテーテルを留置する手技のことを「セルジンガー法」として紹介されることがありますが，これは「貫通法」とでもいうべきでしょうか．

　ここまではよく聞く話ですが，その後，acceleratedセルジンガー法というものが登場しました．針とガイドワイヤーとシースダイレーターが一体化した穿刺針を使用してカテーテル留置を行う方法であり，ガイドワイヤーの出し入れが最小限なので，迅速に処置を行うことができるというメリットがあります．

1) Thaut L, Weymous W, Hunsaker B, et al.：Evaluation of Central Venous Access with Accelerated Seldinger Technique Versus Modified Seldinger Technique. The Journal of Emergency Medicine, 56（1）：23-28, 2019.

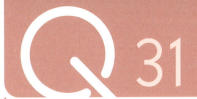

穿刺技術とポイント

Q31 穿刺時の視線はどうすればいいですか？

皮膚穿刺時は手元に集中，その後は画面に集中するようにしてください．

「Q26 穿刺の全体像と穿刺のコツは？」（p.62）でも記載しましたが，皮膚穿刺するときは，皮膚を貫くまでは手元に集中しましょう．皮膚穿刺は微妙な力加減が必要なので，エコー画面を見ながら穿刺をすると，針を進めているつもりでも，まったく皮下に侵入しないという事態が起こりがちです．エコーで穿刺位置を決定したら手元に集中して皮膚を確実に貫いてください．この際，いったんプローブから手を放し，左手で皮膚にテンションをかけながら穿刺することも考慮されてください．

皮膚を貫いた後は，視線を画面に固定します．気管挿管などと同じで視線を切ってしまうと，対象物を見失ってしまうことがあります．視線が上下にぶれると，知らない間に手元が数mm動いてしまうこともありますので，皮膚を確実に貫いた後は，手元をできるだけ見ないようにします．

可能であれば，逆血確認も介助者にしてもらったほうがいいと思います．ただし，逆血があるからといって，外筒が血管内にあるとは限りません．慣れてくると針が血管内に入った際，抵抗がなくなり，針がフリーになる感覚でわかることもありますが，慣れないうちは長軸法で外筒まで血管内に留置されていることを確認してから，手元に視線を移し，逆血確認，外筒留置を行ったほうがよいと思います．シリンジをつけて逆血を確認する癖がついていると，ついついエコー画面から視線を外して手元の逆血を確認したくなります．筆者もそうだったので，気持ちはよくわかりますが，我慢・我慢です（図Ⅲ-30）．

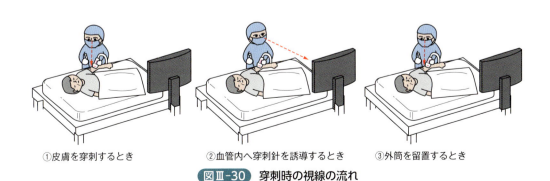

①皮膚を穿刺するとき　②血管内へ穿刺針を誘導するとき　③外筒を留置するとき

図Ⅲ-30 穿刺時の視線の流れ

穿刺技術とポイント

長軸法と短軸法のどちらで穿刺したほうがいいですか？

初学者の方はまず短軸法で穿刺してください．

まず，長軸法と短軸法の特徴を簡単に説明します．

短軸法は，血管に対してプローブを垂直に当てるので，血管の左右の構造物は視認しやすい反面，針を「点」として描出するため，深さ方向の識別はやや難しくなります（図Ⅲ-31）．

一方，長軸法は血管の走行と同じ向きにエコーを当てるので，穿刺中にリアルタイムで針が進む様を確認することができ，後壁穿刺のリスクを減らすことができます（図Ⅲ-32）．

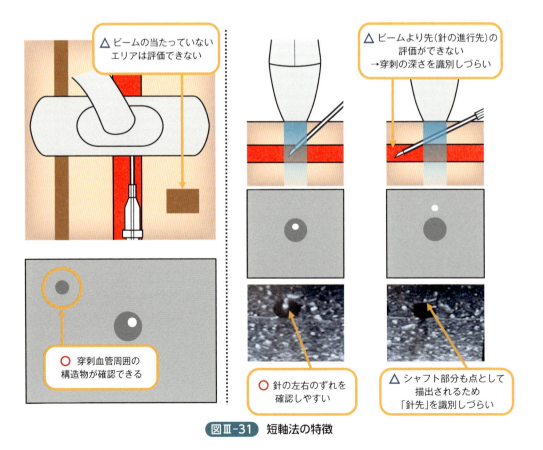

図Ⅲ-31　短軸法の特徴

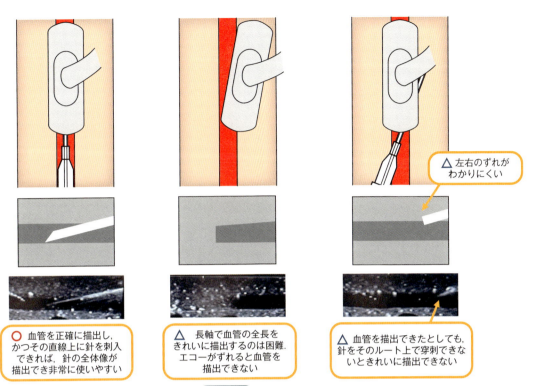

図Ⅲ-32 長軸法の特徴

　しかし，左右にある構造物を認識できないため，穿刺する静脈のすぐ横に動脈や神経があるときは十分に注意が必要ですし，なにより，血管の全長をきれいに長軸法で描出することは非常に難しいので，初学者にはお勧めしません．

　筆者も基本的には短軸法を使って穿刺を行います．長軸法は，プレスキャンの際の血管走行の確認，針先を見失ったとき，外筒を進める前に内筒だけでなく外筒も確実に血管内に入っていることを確認する際に使用する程度です．

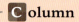

ミッドラインカテーテルの未来は？

　ミッドラインカテーテルは，末梢静脈路確保が難しい患者さんへの，点滴確保の選択肢の1つです．そういった患者さんに対しては，これまでCICCやPICCを留置することが多かったと思いますが，上記のような中心静脈カテーテルが必要となる症例ばかりではありません．ミッドラインカテーテルがあれば事足りるケースは多いのではないでしょうか．

　ミッドラインカテーテルは，CICCと違い，頸部を穿刺する必要がなく，致死的な合併症はほぼ起こらないため，患者への処置時の侵襲を大きく下げることに役立ちます．また，PICCと違い，カテーテル先端位置確認や血管迷入確認のための透視室への移動も不要で，簡単にベッドサイドで挿入ができるというメリットがあります．

　適応についても，当院のような三次医療機関における救急・集中治療領域だけではなく，在宅診療や慢性期の患者さんまで適応はかなり広いと思われます．手技を行うのは必ずしも医師である必要はないため，診療看護師（NP）がさらに増えれば，いずれはPICCと同じようにミッドラインカテーテルも看護師がメインで挿入するようになるかもしれません．

　このように，ミッドラインカテーテルは，末梢静脈路を使用するすべての診療科で使用する可能性があることや，医師だけでなく看護師も対象とした手技であることから，多くの医療者にとって身近なものといえます．エコーガイド下血管確保という手技のハードルさえクリアできれば，広く普及するのではないでしょうか．この本がその一助になることを期待しています．

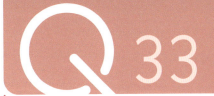

こんなときはどうする？

針先が見つからないときはどうすればいいですか？

針先の見え方を習得した上で，エコーの設定を確認し，焦点が適切かを意識してください．画面内に描出できていない場合は，針とエコーの角度を90度にしてシャフトを描出してください．

針先が見つからない原因

針先が見つからない原因として，
① 針先を描出することはできているが，針先と認識できていない
② 画面内に針先を描出できていない
この2つが考えられます．

1 針先を描出することはできているが，針先と認識できていない

「針先を描出することはできているが，針先と認識できていない」については，そもそも「針先がどのように見えるはずか」ということがわからなければ，針先を画面に描出できていたとしても，「針先」と認識することはできません．最近はさまざまな練習用人工血管等がありますので，何度も練習し，「針先の見え方」をしっかり習得してください．そういった練習を積んだという前提で話を進めます．

まずは，<mark>エコーの設定が正しく行われているか</mark>（血管穿刺モードになっているか，適切なゲイン・デプス・フォーカスになっているか等）を確認してください．設定確認後，次に意識すべきは「<mark>視線の焦点があっているか</mark>」ということです．血管内とは異なり，皮下組織内では針先と周囲の組織とのコントラストがつきにくく，慣れていても針先の認識は難しいこともあります．見ているポイント（視線の焦点）と，針先が違う位置にあればおそらく針先を視認することはできないでしょう．皮下のどのあたりに針先がくるかということを意識して，視線を動かすようにしてください（図Ⅲ-33）．

そういったことを行っても針先が見つからないときは，「画面内に針先を描出できていない」と考えます．

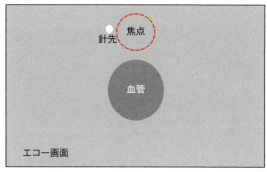

図Ⅲ-33　視線の焦点と針先がずれている場合

2 画面内に針先を描出できていない

◆ 針を正しい位置から穿刺できているか再確認する

「画面内に針先を描出できていない」についてですが，穿刺角度や針を進める長さが正確であれば，必ず画面に描出されるはずです．描出されていないということは，皮膚を貫く際に数mmずれてしまっている可能性がありますので，**プローブの中心から，予定どおりの向きで穿刺できているか**を再度確認してください．もし，ずれていれば正しい位置から穿刺しなおすことで解決します．

◆ プローブを穿刺点まで戻し，シャフトを描出する

しかし，そうはいっても想定どおりの角度と深さで針を進めるのは思いのほか難しいものです．そんなときは，プローブを穿刺針と90度の角度にした上で，穿刺部近くまで戻してシャフト部分を探すようにしてみてはいかがでしょうか（図Ⅲ-34）．

針先よりはシャフトのほうが認識しやすいと思いますので，シャフト部分だけでも描出できれば，それを手掛かりに「追いかけ法」（p.62）を行うことができます．

■▶ エコーで針先が見つからないときの
　　シャフトの探し方
　　https://vimeo.com/1049171021/55a79fd83a

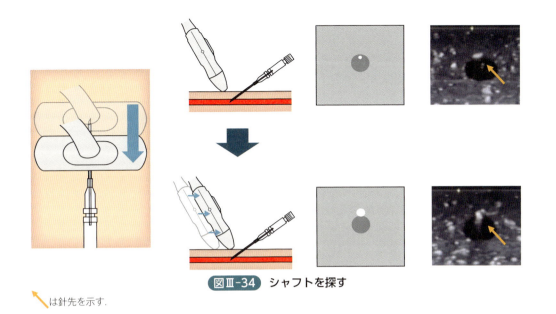

↑は針先を示す．

図Ⅲ-34 シャフトを探す

③ 長軸法で針先を探す

　その他，長軸法を利用する方法もあります．まず，通常どおり短軸法で穿刺対象の血管をエコー画面中央に描出し，プローブを固定した状態で，針をツンツンと小刻みに動かして（jabbing motion），左右の位置にずれがないかを確認し，針も画面中央に合わせます．その後，プローブを90度回転させ，長軸像にして針の全長を描出し，深度を確認してください．この際，針の全長を描出するために，Swing scan technique の操作を入れてもいいかもしれません．

　非常に難しい手技にはなりますが，深度がわかると，後壁穿刺のリスクも回避できますので，描出できたらラッキーくらいの気持ちでやってみてください．

まとめ

　これまで，さまざまな方法を説明しましたが，「**針先が見えないときは，針を大きく動かすことはせず，エコーを動かす**」という大原則は忘れないでください．

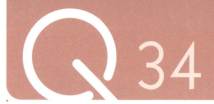

こんなときはどうする？

針先を見失ったときは
どうすればいいですか？

針を固定しエコーを針に近づけてください．針先を見失わないために「針先を描出し続ける方法」もあります．

針先を見失ったときの対処法

　針先を見失ってしまったときは，針を固定した状態で，プローブを少しずつ針に近づけながら針先が見つかるところまで戻してください．もともと針先を描出できていたのであれば，多くの場合この方法で見つけることができると思います．それでも見つからなければ，「Q33　針先が見つからないときはどうすればいいですか？」（p.81）に記載した方法を試してみてください．

針先を描出し続ける方法

　また，少し応用的な手技にはなりますが，「針先を描出し続ける方法」もあります．一般的には針先が描出できたら，次にプローブを進めて針先を画面から消すという作業をすると思います．しかし，プローブを想定より進めすぎたために針先を見失ってしまったという経験をしたことがあり，筆者は現在この方法で穿刺しています（図Ⅲ-35）．

　📹 針先を描出し続ける方法
　https://vimeo.com/1049171040/53cbbe2e59

　具体的な手順としては，まず針先の位置を確認します（この際は，画面内の白い点〈針先・シャフト〉を一度だけ消す必要があります）．その後，針を進めて画面内に白い点を描出し，次にプローブを進めますが，針先は完全に消さずに針先が消えそうになったところでプローブを止めます．そして針を少し動かしシャフトを描出し，再度プローブを動かします．この方法では，シャフト部分を見ている時間が長くなりますので，
①針先とシャフトの見え方の違いを理解していること
②最初に針先の位置を確認すること（シャフトのみを描出し続けると後壁穿刺のリスクが高

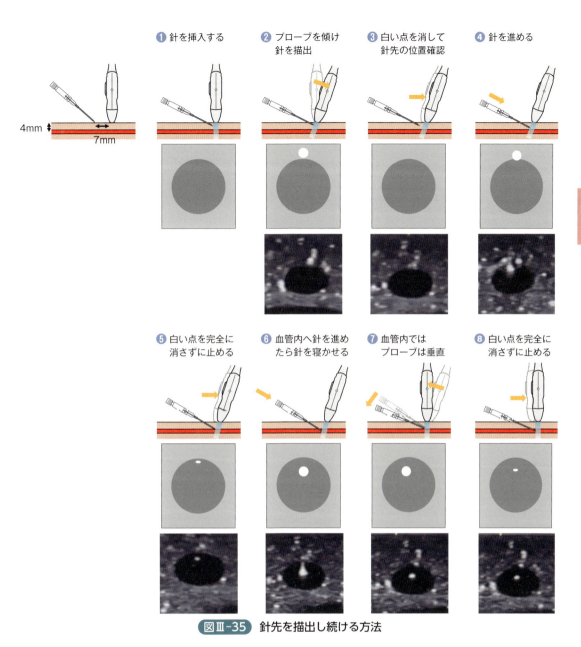

図Ⅲ-35　針先を描出し続ける方法

くなります)

③プローブも針も1ストロークで大きく動かさない

　ということがより重要になります．エコーガイド下血管確保の手技に慣れた方であれば，プローブを操作しながら，シャフト部分から針先へと変わっていくのがわかると思います．つまり，白い点を完全には消さずに，針先を認識することができると思いますので，無意識にこの方法をされているかもしれません．

　繰り返しになりますが，針先を見失ったときに最も大切なことは「針先が認識できない状況で針を動かしてはいけない」ということです．針先がどこにあるのかわからないまま，盲目的に針を進めると思いがけない合併症を引き起こす可能性があります．

こんなときはどうする？

血管内に針先が見えるのに逆血が確認できないときはどうすればいいですか？

血管壁がたわんでいるだけで，血管内に針先が到達していないことがほとんどですので，さらに穿刺を進める必要があります．

逆血が確認できない原因

逆血が確認できない原因として，次の2つが考えられます．
①血流が極めて少ない
②針先が血管内に到達していない

1 血流が極めて少ない

針先が血管内に到達しているにもかかわらず，血栓等によって血流が少ないために逆血が得られないことがあります．エコーガイド下血管穿刺を行っていると感じるのですが，上肢の静脈血栓は意外と多い印象です．そもそも血栓のある血管は穿刺血管としては不適切ですので，別の血管を探しましょう．

2 針先が血管内に到達していない

多くの場合，図Ⅲ-36のように，血管の膜が引っ張られているだけで血管内に到達していない状態が考えられます．エコーで後壁側に動脈等がないことが確認できたのであれば，少し針を立てぎみ（穿刺角度を深め）にして，1〜2mm程度「グサッと」刺すことも必要だと思います．ここで，「じわっと」刺していてはいつまで経っても血管内に入っていきません．しかし，径の小さな血管に深い角度でアプローチしている場合，後壁穿刺のリスクが高くなります．そのため，後壁穿刺を絶対に避けたい場合は，あえて長い針を使用し，浅い角度で穿刺するという方法もあります（図Ⅲ-28, p71）．

また，血管をたわませず貫くためには細い針のほうが有利です．20G以上の太い針を使用している場合は，22G以下の細い留置針などでいったん穿刺することを検討してください．

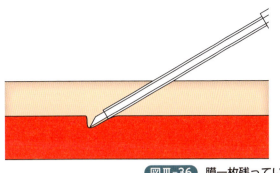 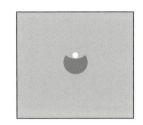

図Ⅲ-36 膜一枚残っている

Column

新しい試みをする上で大切なこと

　ミッドラインカテーテルという新しいデバイスを導入する上で，筆者が最も意識したことは「強引に物事を進めないこと」です．たとえ，どれだけ素晴らしい技術やデバイスであっても，新しいものをすぐに理解してもらうのは容易ではありません．まずは仲間を見つけることから始めました．この手技に興味をもってくれた後輩医師に，エコーガイド下血管確保のスキルの有用性を伝え，一緒に取り組んでいきました．そういった取り組みを地道に続けることで，エコーガイド下血管確保のスキルをもつスタッフは徐々に増えていき，筆者のいない場面でもエコーの出番が増えていきました．また，末梢静脈路確保が難しい患者さんのルート交換日を把握し，担当の看護師さんに「エコーを使ってやっておきますよ！」と言って自ら末梢静脈路確保を行いました．これをひたすら繰り返します．自分のスキルアップにもつながるし，看護師さんにも少しずつエコーガイド下血管確保手技の有用性を理解してもらうことで，「先生！ ちょうどいいところにいた．○○さん，今日ルート交換日なので，エコーでお願いします！！」と，言ってもらえる機会が増えました．新しい試みをする上では，そういった土台を作っていくことが大事ではないかと感じています．

穿刺時は逆血があるのに，外筒から逆血がない場合は何が原因ですか？

ストロークが足りなくて外筒が血管内に入っていない可能性と，プローブの圧迫が解除されたことで針が動いた可能性があります．

考えられる原因

　ある程度，エコーガイド下血管穿刺のスキルが身について，血管までのアプローチができるようになると，この問題に直面すると思います．以下のような理由が考えられます．
① ストロークが足りなくて外筒が血管内に入っていない（図Ⅲ-37）
② 外筒を進める際に，プローブの圧迫が解除されたことで針が動いた
　どちらも血管径が小さく，深い位置にある血管を穿刺するときに発生しやすい印象です．

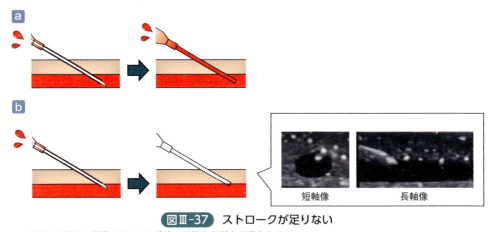

図Ⅲ-37　ストロークが足りない
a：外筒まで確実に留置できている場合，外筒から逆血が得られる．
b：ストロークが足りない場合．短軸像では針が血管内に到達しているが，長軸像では針先のみ血管に到達しており，外筒は血管内に到達していないことがわかる．

📹 外筒が血管に入っていない場合のエコーの見え方
https://vimeo.com/1049171060/eff0f8a5f1

1 ストロークが足りなくて外筒が血管内に入っていない

①については，ストローク数を増やして，外筒まで確実に留置することで解決しますが，ストロークを増やせば，それだけ，血管外へ逸脱するリスクを伴います．

また，1つ注意点として，穿刺角度による違いがあります．図Ⅲ-38は少し極端な例ですが，針先が同じ深さであっても，穿刺角度によって外筒の先端位置は異なります．深い角度で穿刺した場合，外筒が血管内に到達していない可能性が高くなりますので，「針先が血管内に入ったら，針を少し寝かせてから『追いかけ法』を行う」という基本に忠実な動作がやはり必要です．

特に深い位置にある難易度の高い血管に対して，アプローチを行い，何とか血管内に内筒が入った場合，「『追いかけ法』を行うことで，血管外へ逸脱するのではないか」という不安から，追いかけ法のストロークが少なくなりがちです．

早く外筒を留置して，確実に血管確保をしたい気持ちはわかりますが，前述したとおり，深い角度で穿刺した場合，外筒が血管内に入っていない可能性もありますので，最低限の「追いかけ法」は行うようにしてください．

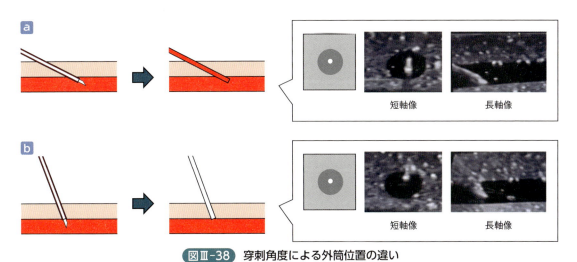

図Ⅲ-38　穿刺角度による外筒位置の違い

a：浅い角度で穿刺する場合．
b：深い角度で穿刺する場合．

❷ 外筒を進める際に，プローブの圧迫が解除されたことで針が動いた

②については，径が細い血管であればちょっとした動作で，針が血管外へ逸脱することがあります．図Ⅲ-39a は静脈がつぶれない程度にプローブで軽く圧迫している画像で，図Ⅲ-39b はプローブによる圧迫を解除した画像です．かなり極端な例ではありますが，圧迫が解除されたことによって，皮下の厚みが元に戻り，血管の位置が深くなっています．

■◀ プローブの圧迫解除による血管の動き
https://vimeo.com/1049171075/e6f8acfafe

圧迫の有無によってこれだけ血管の深さが変化すると，径が細い血管であれば，針が血管外へ逸脱することもあると思います．そういったときは，動脈ライン（A ライン）確保に使用することの多い，ガイドワイヤー付きの穿刺針を使用しています．内筒が血管に当たり逆血が得られた段階で，プローブを動かすことなくガイドワイヤーを留置することができますので，プローブの圧迫が解除されたことで針が血管外へ逸脱するということはありません．当然，「追いかけ法」も不要となります．

22 G のガイドワイヤー付き穿刺針を使用する場合，外筒留置後にミッドラインカテーテルキット内のガイドワイヤーを通す際，使用される穿刺針によっては抵抗を感じることがあります．事前にガイドワイヤーがスムーズに通るか確認していただくことをお勧めします（キット内の 22 G 穿刺針を使用される場合はガイドワイヤーの抵抗はありません）．そういった注意点はありますが，穿刺に難渋した場合の選択肢の１つになるでしょう．

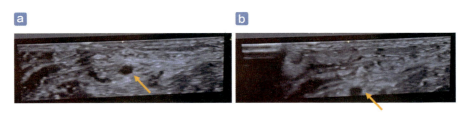

図Ⅲ-39 プローブの圧迫解除による血管の深さの変化

↘は血管を示す．
a：圧迫時．
b：圧迫解除時．

外筒から逆血がないときの注意点

　また，当たり前のことではありますが，外筒から逆血がない場合，それ以上手技を進めてはいけません．救急外来で末梢静脈路確保と同時に採血を行う際，外筒から逆血がなくても，滴下が良好であれば点滴をつなぐこともあります．しかし，ミッドラインカテーテルにおいては，多少滴下があったとしても，そのまま手技を継続することは絶対に避けなければなりません．ミッドラインカテーテルがきちんと留置されている場合，内筒を抜去した時点で自然と逆血が得られるはずです．逆血が得られないということは，目的としている血管に留置されていない可能性が極めて高いと考えてください．万が一，血管内に留置できていなかった場合，上腕部の静脈は深い位置にあるため，合併症の発見が遅れる可能性があり，大変危険です．ミッドラインカテーテルにおいては，より確実で，より丁寧な手技が求められます．

Part
Ⅲ

ミッドラインカテーテルの挿入

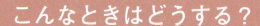
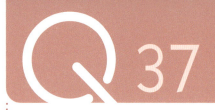

こんなときはどうする？

Q37 どうしてもうまくいかないときはどうすればいいですか？

ミッドラインカテーテルでなければならない症例はほとんどありません．いったん撤退してほかの手段を検討してください．

　ミッドラインカテーテルでの静脈路確保が困難であれば，いったん撤退しましょう．穿刺を続ければ続けるほど，血管は狭小化し，血腫などにより血管は深くなり，コンディションは悪化する一方です．また，同じ血管に固執することはメンタル的にもよくありません．繊細な操作を求められるエコーガイド下血管穿刺において，イライラは絶対に避けなければなりません．時間をあけた上で，失敗したときとは違う方法（手技を行う人を変える，穿刺側の左右を変える，穿刺血管を変える，穿刺方法を変える等）で再度トライしましょう．「ミッドラインカテーテル以外に静脈路確保の選択肢がない」ということはほとんどありません．再トライしても難しいようであれば，いったんCICCを留置してもいいと思います．

　ミッドラインカテーテル留置に固執するあまり，穿刺を長時間続けていると，安全であるはずのミッドラインカテーテルで重大合併症を引き起こしかねません．気楽な気持ちで臨みましょう．

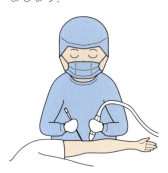

文　献

1) 井上善文：PICC，末梢挿入式中心静脈カテーテル管理の理論と実際．p.42，じほう，2017.

2) F.H.Netter 著，相磯貞和訳：ネッター解剖学アトラス原書第6版．南江堂，2016.

3) Anaya-Ayala JE, Younes HK, Kaiser CL, et al.：Prevalence of variant brachial-basilic vein anatomy and implications for vascular access planning. Journal of Vascular Surgery, 53 (3)：720-724, 2011.

4) 瀬川裕佳，鎌田　正，石川博己，他：静脈穿刺からカテーテル先端位置確認までエコーを利用したベッドサイド PICC 挿入法の成績．日本静脈経腸栄養学会雑誌，3 (30)：804-809，2015.

5) Sharp R, Cummings M, Fielder A, et al.：The catheter to vein ratio and rates of symptomatic venous thromboembolism in patients with a peripherally inserted central catheter (PICC)：a prospective cohort study. International Journal of Nursing Studies, 52 (3)：677-685, 2015.

6) Pittiruti M, Hamilton H, Biffi R, et al.：ESPEN Guidelines on Parenteral Nutrition：Central Venous Catheters (access, care, diagnosis and therapy of complications). Clinical Nutrition, 28 (4)：367, 2009.

7) Mitsuda S, Tokumine J, Matsuda R, et al.：PICC insertion in the sitting position for a patient with congestive heart failure：A case report. Medicine, 98 (6)：e14413, 2019.

8) Narita A, Takehara Y, Maruchi Y, et al.：Usefulness of peripherally inserted central catheter port system(PICC-PORT)implantation in the sitting position：a new technique for cases unsuitable for conventional implantation. Japanese Journal of Radiology, 41 (1)：108-113, 2023.

9) 矢野邦夫監訳：血管内留置カテーテル由来感染の予防のための CDC ガイドライン 2011．p.23，メディコン，2011.〈https://www.info-cdcwatch.jp/views/pdf/CDC_guideline2011.pdf〉（2025 年 1 月アクセス）

10) 一般社団法人　日本救急医学会監，日本救急医学会 Point-of-Care 超音波推進委員会編：救急超音波診療ガイド．p.251，医学書院，2022.

11) Dawson RB：PICC Zone Insertion Method™(ZIM™)：A Systematic Approach to Determine the Ideal Insertion Site for PICCs in the Upper Arm. The Journal of the Association for Vascular Access, 16 (3)：156-165, 2011.

12) カーディナルヘルス株式会社：midline カテーテル添付文書 2023 年 02 月作成（第 1 版）

13) Wilson TJ, Brown DL, Meurer WJ, et al：Risk factors associated with peripherally inserted central venous catheter-related large vein thrombosis in neurological intensive care patients. Intensive Care Medicine, 38 (2)：272-278, 2012.

Column

エコーガイド下血管確保手技のスキルは応用できる

　ミッドラインカテーテルや PICC 挿入以外でも，エコーガイド下血管確保のスキルが役に立つ場面は多岐にわたります．

● エコーガイド下末梢静脈路確保
　短期間の治療目的ならば，末梢静脈路確保困難であっても，ミッドラインカテーテルや PICC ではなく，エコーガイド下で通常の末梢静脈路確保が優先されます．

● 採血
　鼠径部から採血を行う際，大腿深動脈が高位分岐する場合，エコーを使用することで偶発的な動脈誤穿刺を回避できるという報告もあります[1]．また，低酸素血症の評価目的に動脈穿刺を行う際も，穿刺後にそれが動脈なのか静脈なのか判断に迷うことはなくなります．

● 中心静脈カテーテル挿入
　内頸静脈などから CICC を挿入する際，「リアルタイム」エコーガイドによる手技が推奨されており[2]，今後，エコーで穿刺針の針先を描出するスキルは必須となります．

● 動脈穿刺
　橈骨動脈から動脈ライン（A ライン）を確保する際，エコーを使用すれば，成功率が高まるといわれています[3]．
　『救急診療指針』改訂第 5 版，6 版[4,5]には，次のような記載があります．「超音波ガイド下カニュレーションは触診法と比較して<u>初回成功率の向上</u>や，穿刺回数の減少および<u>失敗率の低下</u>が実証されている．（中略）<u>超音波ガイド下を積極的に選択することが推奨される</u>」，「橈骨動脈は手関節から 2〜3 cm 中枢側で穿刺すると皮膚からの距離が近くて穿刺しやすいとされていたが，<u>超音波ガイド下で行うのであればより中枢側でも問題ない</u>」[4]．手関節に近い位置に留置すると，ちょっとした手首の動きによって，カテーテルが屈曲し，波形が出なくなるということをしばしば経験します．超音波ガイド下で動脈ライン（A ライン）挿入を行うことで，より中枢側への穿刺ができ，固定性・安定性がよくなるというメリットもあります．

● その他
　REBOA（resuscitative endovascular balloon occlusion of the aorta）挿入や V-V ECMO（extracorporeal membrane oxygenation）の導入など，後壁穿刺を避けたい場面においても このスキルは生かせると思います．

　このようにエコーガイド下血管確保のスキルは，多方面かつ多職種で応用可能であり，多くの医療従事者にとって役立つスキルだと思います．

1) Morita S, Yamamoto T, Kamoshida K, et al.：High Deep Femoral Artery Bifurcation Can Disturb Safe Femoral

Venous Access：CT Assessment in Patients Who Underwent Femoral Venous Access Under Doppler Ultrasound Guidance. Interventional Radiology, 6（2）：29-36, 2021.

2）日本医療機能評価機構 認定病院患者安全推進協議会：中心静脈カテーテル挿入・管理に関する指針（改定第3版 2020）．2020.

3）Wang A, Hendin A, Millington S, et al.：Better With Ultrasound：Arterial Line Placement. Chest, 157（3）：574-579, 2020.

4）日本救急医学会（監）,日本救急医学会指導医・専門医制度医学会,日本救急医学会専門医認定委員会（編）：救急診療指針 改訂第5版．p.144，へるす出版，2018.

5）日本救急医学会（監）,日本救急医学会指導医・専門医制度医学会,日本救急医学会専門医認定委員会（編）：救急診療指針 改訂第6版．下巻 p.954，へるす出版，2024.

Part III

ミッドラインカテーテルの挿入

Part Ⅳ

ミッドライン
カテーテルの
固定と挿入後管理

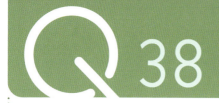

固定の方法はどうすればいいですか？

ループを作成しアダプタ部（緑の羽部分）の位置が肘にかからないようにし，フィルム付きのドレッシング材で固定します．

ミッドラインカテーテルの固定手順

カーディナルヘルス株式会社から出されている，「Argyle™ Fukuroi Midline カテーテル管理マニュアル」には以下のような記載があります[1]．

- カテーテル挿入部位は滅菌透明ドレッシング材を用いる
- 分岐部（緑）部分（図Ⅳ-1）をドレッシング材で固定
- ドレッシング材出口を不織布テープでΩ固定

当院では上記を参考にして，以下のような方法で固定をしております．

① アダプタ部（以下，羽）の固定位置を確定し，適切な位置にループを作成する（縫合不要）
② 穿刺部に抗菌成分入りの粘着剤付きフィルムを貼る
③ カテーテルの下にテープを貼る
④ その上から固定のテープを貼る
⑤ 羽の上から固定用テープを貼る

ミッドラインカテーテルは縫合固定が不要

カーディナルヘルス株式会社のミッドラインカテーテルのメリットの1つに「固定に縫合を必要としない」というものがあります．縫合を行わずに固定力を担保するために，羽が用いられています．これによって，皮膚との接触面積を増やすことで，固定力を確保しますので，確実に皮膚に固定するようにしてください．

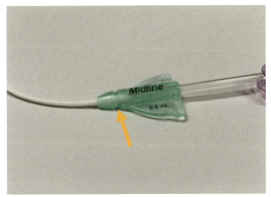

図Ⅳ-1 Argyle™ Fukuroi Midline カテーテルのアダプタ部（羽）
↘は羽のくぼみを示す．

ミッドラインカテーテル固定時の注意点

1 皮膚トラブル

　Column（p.19）にも記載しておりますが，羽部分は，接触面積が広いため，**皮膚トラブル**には注意してください．ミッドラインカテーテルは縫合固定が不要とされていますが，もちろん縫合してはいけないというわけではありません．何らかの事情で縫合したほうがよいと判断された場合は，羽の根元にくぼみがつけてありますので，その部分を利用し縫合固定してください（図Ⅳ-1）．

2 穿刺後の出血

　刺入部から出血することはめったにありませんが，複数回穿刺をした場合や，抗凝固薬を内服されている方等で，穿刺後に刺入部からじわじわ出血が続く場合は，固定用フィルムの上から綿球等で軽く圧迫します．

■▶ ミッドラインカテーテルの固定手技
https://vimeo.com/1049171086/bf46a11afb

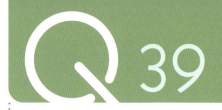

挿入後のレントゲン撮影は必要ですか？

PICCと異なり有効長が短いので，レントゲン撮影は不要です．

　基本的にはカテーテル先端位置の確認目的のレントゲン撮影は不要です．しかし，有効長が20 cmのカテーテルを根元まで留置する（すなわち，カテーテル留置長が25 cmとなる）場合，穿刺位置によっては，カテーテル先端が鎖骨下静脈より中枢にある可能性がゼロではありませんので，先端位置確認のためにレントゲン撮影を行ったほうがよいでしょう．

Column

先端位置はどのあたりか

　ミッドラインカテーテルを使用する上で,「先端位置はどのあたりか」という疑問をもたれると思います．教科書的には「腋窩静脈内」と書かれることが多いですが，それよりも,「レントゲンでは，どのあたりに見えるのか」のほうが知りたいのではないでしょうか．当院でミッドラインカテーテルを導入した症例で，レントゲンに先端が写っていたものをいくつか提示します．カテーテル先端位置は体格や刺入点に大きく影響されますので，絶対的なものではありませんが，1つの目安にしていただければと思います．

　図1は，いずれも比較的 Yellow Zone に近い Green Zone から穿刺した症例になります．a は橈側皮静脈から 15 cm 挿入，b は上腕静脈から 15 cm 挿入しておりますが，穿刺血管の違いによってカテーテル先端位置がこれだけ変わってきます．c は上腕静脈から 20 cm 挿入した症例です．さらにカテーテルの先端が中心静脈に近いところまで到達しているのがわかると思います．

　PICC の場合は，先端位置が深すぎると心タンポナーデのリスクが増えますし，浅すぎると中心静脈カテーテルとして使用できなくなりますので，ある程度，厳密に先端位置を調整する必要があり，体位等による先端位置の動きにも注意が必要です．一方，ミッドラインカテーテルでは，それほど先端位置の違いは気にしなくても問題ありません．これもミッドラインカテーテルのメリットの1つといえるのではないでしょうか．

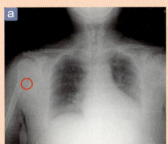 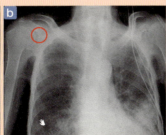 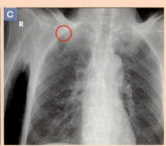

図1 ミッドラインカテーテルの先端位置の比較

a：橈側皮静脈から 15 cm 挿入．
b：上腕静脈から 15 cm 挿入．
c：上腕静脈から 20 cm 挿入．

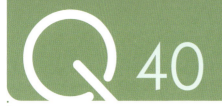

ミッドラインカテーテルの適切な先端位置はどこですか？

INSガイドライン2024では腋窩静脈の遠位側と記載されていますが，より中枢に置いたほうがよいという意見もあります．

　ミッドラインカテーテルの適切な先端位置については，2025年1月時点で明確な基準は定められていません．「Q5　有効長の短いカテーテルと長いカテーテルは，どのように使い分ければいいですか？」(p.14) でも述べたとおり，米国輸液看護協会 (INS) ガイドライン2024においては，「カテーテル先端が肩関節をまたぐことによる合併症リスクを減らすため，腋窩静脈の遠位側が望ましい」と記載されています[2]．しかし，そのガイドラインに引用された別の文献では，カテーテル先端を腋窩静脈の遠位側に置いた群では，カテーテル先端を胸壁内の腋窩静脈（より近位側の腋窩静脈）や鎖骨下静脈に置いた群と比較して，合併症が少なかったと結論付けられています[3]．この研究では，刺激性の高い抗菌薬を使用した際のカテーテル先端位置を解析しており，そういった薬剤を使用する場合は，より中心静脈に近いほうがよいといえるかもしれません．今後，日本国内においてもミッドラインカテーテルの症例が増えてくると，先端位置の基準が明確になる可能性があります．

Q41 穿刺側の上腕でマンシェットを使用して血圧測定をしてもいいですか？

A. PICCと同様に，カテーテル留置側での血圧測定は避けてください．

　PICCと同様に，カテーテル留置側の上腕は避けたほうがよいといわれています．対側の上腕で血圧測定が困難であれば，動脈ライン（Aライン）を留置するか，下肢などで測定するようにしています．

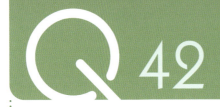

ミッドラインカテーテルから採血することはできますか？

ミッドラインカテーテルから採血することは可能です．

ミッドラインカテーテルによる採血のメリット

　ミッドラインカテーテルから採血を行うことは可能です．これまでであれば，末梢静脈カテーテルが留置されていると，上肢から採血を行うことができず，仕方なく鼠径部から採血を行っていましたが，ミッドラインカテーテルの登場によって，そういった機会は減りました．患者さんの負担も減りますし，医療者にとっても，日々の採血ストレスから解放されることは大変意味のあることです．
　「採血ができる」ということは，ミッドラインカテーテルの大きな魅力ですので，ぜひ有効活用していただきたいと思います．

ミッドラインカテーテルによる採血の手順

　「Argyle™ Fukuroi Midline カテーテル管理マニュアル」に記載されている手順は，以下のとおりです[1]．

> カテーテルからの採血方法
> ①シリンジを接続し，血液の逆流を確認
> ②5 mL の生理食塩液でカテーテル内をフラッシュ
> ③初めに採取した血液 5 mL は廃棄
> ④新しいシリンジで必要な検体量の血液を採取
> ⑤採血終了後 10 mL の生理食塩液でパルシングフラッシュを行う
> ⑥ヘパリン加生理食塩液で陽圧ロックをする

　本マニュアルには記載がありませんでしたが，ダブルルーメンカテーテルから採血を行う場合，もう一方のルートを流したままにすると輸液混入のリスクとなりますので，クランプ

を行ってください．

　マニュアルでは生理食塩液とヘパリン加生理食塩液が使い分けられていますが，販売元であるカーディナルヘルス株式会社に確認したところ，ヘパリン加生理食塩液で代用可能とのことでしたので，当院では以下の方法で採血を行っています．

①distal 側（紫），proximal 側（白）の輸液が止まっていることを確認
②distal 側（紫）に 5 mL のヘパリン加生理食塩液のシリンジを接続し，血液の逆流を確認したのち，カテーテル内をフラッシュ
③distal 側（紫）から血液を 5 mL 採取し，廃棄
④新しいシリンジで必要な検体量の血液を採取
⑤採血終了後 10 mL のヘパリン加生理食塩液で distal 側（紫）をパルシングフラッシュし，輸液を再開
※ distal 側（紫），proximal 側（白）から輸液を再開しない場合は，各ルーメン陽圧ロックを行う．

ミッドラインカテーテルからの採血
https://vimeo.com/1049171107/eb2728a3bf

　薬剤の種類によっては，カテーテル先端の開口部付近に薬剤がうっ滞し，採血に影響を及ぼすことがあります[4]．その場合は，②のフラッシュを推奨していますが，そういった薬剤を使用していない場合は，②は不要だと考えられます．
　当初は，輸液側のルートから採血を行うということに少し抵抗を覚えましたが，これまで，ミッドラインカテーテルから採血を行った検体で，輸液混入や異常値の報告を受けたことはありません．また，ミッドラインカテーテルの先端は多くの場合，腋窩静脈または鎖骨下静脈にあるので，採血時に駆血は不要です．

ミッドラインカテーテルによる採血の注意点

　1つ注意点として，カテーテル先端位置によっては，血管壁に当たるなどの理由で逆血が乏しいことがあります．体位やカテーテルの微調整を行った上でも，採血が難しいようであれば，「白」のルーメンから採血を行うこともできます．「紫」のルーメンは先端にホールがありますが，「白」のルーメンは，先端から約 3 cm の所にサイドホールがあいています．そのような違いがありますので，血管壁にカテーテル先端が当たっていると思われる場合は，「白」からの採血を試してみてください．

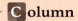

働き方改革

　2024年4月から，医師の働き方改革が本格的にスタートしました．医師の時間外労働を見直そうという動きの中で，「タスクシフト」，「タスクシェア」という言葉がさかんにいわれています．しかし，実態はどうでしょうか？ 仕事量が明確に減ったと感じている方は少ないのではないでしょうか．「時間外労働を減らせ！」という掛け声・ビジョンだけでは，時間外労働は減りません．どうやって減らすのかという「具体策」が必要です．その1つとして，ミッドラインカテーテルも微力ながら貢献できるのではないかと考えます．

　従来型の中心静脈カテーテルに比べ，カテーテル感染等の合併症が減るといわれておりますので，合併症に対しての追加処置も減るでしょう．診療看護師（以下，NP）がすでに活躍されている病院においては，医師がCICCを挿入するのではなく，今後，NPがミッドラインカテーテルを挿入することができるようになれば，タスクシフトがさらに進むかもしれません．もちろん，一方的に医師から看護師にタスクシフトしただけでは，看護師の業務負担は増えてしまいます．しかし，看護師の業務改善という観点でも，ミッドラインカテーテルは重要な役割を果たします．入院患者の中で，採血困難・末梢静脈路確保困難例は非常に多く，看護師の業務時間の一定割合をその対応に取られている部署もあるのではないでしょうか．ミッドラインカテーテルを適切に使用することで，看護師は，採血や末梢静脈路交換に時間を取られなくなりますし，医師は「採血が難しいので，鼠経部からお願いします」といったコールを受けることが減るのではないでしょうか．結果として，医師，看護師それぞれの業務時間の削減につながります．加えて，患者側のメリットとして，末梢静脈路確保や採血のために「何度も腕を穿刺されずに済む」ということも重要な視点かもしれません．

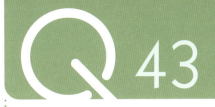

留置期間はどの程度ですか？

今後変更になる可能性もありますが，2025年1月時点では2週間が目安となっています．

「Argyle™ Fukuroi Midline カテーテル管理マニュアル」には2週間が留置目安と記載されています[1]が，海外の報告ではそれ以上留置している例もありますので，今後，留置期間が変更になる可能性もあります[5,6]．また，使用しないルートについては，カテーテル閉塞を予防するため，連日ヘパリン加生理食塩液でフラッシュをしてください．

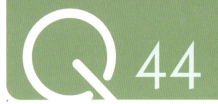

PICCへの入れ替えは可能ですか？

ガイドワイヤーを用いてPICCへ入れ替えることは可能です．

　カーディナルヘルス株式会社に確認したところ，ガイドワイヤーを用いて，ミッドラインカテーテルからPICCへ入れ替えることは可能とのことです．しかし，長期留置を行っている場合や，カテーテル関連血流感染症（CRBSI）が疑われる場合は，ガイドワイヤーを用いたカテーテルの入れ替えは避けたほうがよいと考えられます．

Q45

どんな合併症がありますか？

穿刺に伴う合併症として，動脈誤穿刺，神経損傷，穿刺部の出血．穿刺後の合併症として，静脈炎，カテーテル閉塞，深部静脈血栓症，血管外漏出等があります．

穿刺に伴う合併症と，穿刺後の合併症

ミッドラインカテーテル留置に関する合併症には，**穿刺に伴う合併症**と**穿刺後の合併症**に分類されます．穿刺に伴う合併症としては，動脈誤穿刺，神経損傷，穿刺部出血等があります．穿刺後の合併症としては，静脈炎（化学的静脈炎，機械的静脈炎，感染性静脈炎），カテーテル閉塞，深部静脈血栓症，血管外漏出があります．

動脈誤穿刺や神経損傷については，上腕部の血管・神経の基本的な解剖学を理解した上で，エコーガイド下血管確保を行うことでリスクを最小限にできると思います．

穿刺後の合併症についてですが，**静脈炎**は非常に注意すべき合併症です．発生頻度は非常に低いようですが，血管が視認できないため，発見が遅れる可能性があります．図Ⅳ-2[7]の静脈炎スケール等を用いて，日々評価を行ってください．

以下，INSガイドライン2024の記載[2]を参考に合併症についてまとめましたので，参考にしてください．

1 静脈炎

静脈炎は化学的静脈炎，機械的静脈炎，感染性静脈炎，輸液後静脈炎に分類されます．

◆ **化学的静脈炎**

刺激性の高い薬剤（極端なpHや浸透圧，がん化学療法薬剤等）の投与や，急速薬剤投与など，化学的な刺激が原因としてあげられます．化学的静脈炎が疑われた場合，そのままの血管ルートで薬剤投与を継続可能か再度評価を行ってください．必要であれば，代替静脈路を確保し，異なる薬剤を選択するなどの対応が必要です．

◆ **機械的静脈炎**

静脈血管壁に対する刺激に関連するため，可能な限り細いカテーテル・太い血管を選択してください．また，関節にかからないように固定することも必要です．もし，ミッドライン

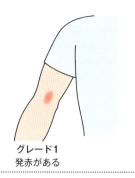
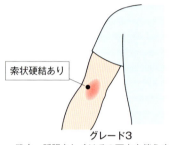
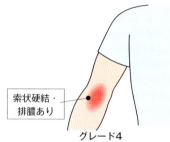

図Ⅳ-2　静脈炎スケール
(Infusion Nurses Society：Infusion Nursing Standards of Practice. Journal of Infusion Nursing, 29 (1)：S58-59, 2006 より作成)

カテーテルを挿入後，一過性の機械的静脈炎が発生した場合は，カテーテルの固定を確認し，創部を温め，肢を挙上し，24時間観察してください．もし，症状が持続するようであればカテーテルを抜去してください．

◆ 感染性静脈炎

カテーテル内外の汚染により，刺入部に細菌が侵入することが感染性静脈炎の原因として考えられます．緊急時の血管アクセスデバイス留置や不適切な無菌操作にも注意が必要です．もし，感染兆候が認められればミッドラインカテーテルを抜去し，カテーテル先端の培養検査をしてください．

◆ 輸液後静脈炎

カテーテル抜去後48～96時間に起こります．救急外来での末梢静脈カテーテル挿入がリスク因子と考えられています．

◆ 静脈炎に関する参考資料

「静脈炎スケール」，「輸液関連静脈炎の視覚的評価尺度」が臨床的に有用とされておりますので，参考にしてください（図Ⅳ-2）[7]．

② 血管外漏出・浸潤

血管外漏出や浸潤のリスクを低減するためには，最適な血管アクセスデバイスの選択および挿入部の選択が重要です．リスク因子としては，女性，感染症，知覚や認知機能の変化（鎮

静や精神症状など），糖尿病や循環障害，複数回の静脈穿刺，肥満，加齢による血管や皮膚の変化などがあげられます.

血管外漏出を早期発見するため，日々カテーテル挿入部位の観察を行い，血管外漏出を疑った場合は早期にカテーテルを抜去し，症状に応じて適切な対応を行ってください.

3 神経・動脈損傷

上腕部の血管を穿刺するときに，特に注意すべきは上腕動脈と正中神経ですが，解剖学的な構造には個人差があることを認識する必要があります.

神経損傷のリスクを減らすために，以下を意識してください.

- 複数回の穿刺は行わない
- エコーを使用する
- 浅い血管に対して深い穿刺角度で穿刺しない
- 処置中に患者が，疼痛等の症状を訴えた場合は速やかに処置を中止し，カテーテルを抜去する
- 血腫による神経圧迫を避けるため，出血があった際はしっかりと止血する

4 カテーテル閉塞

閉塞のリスクを減らすために，以下の項目を確認してください.

- 適切な方法でカテーテル内をフラッシュしロックする
- 配合禁忌薬を使用しない

閉塞の兆候を早期発見するために，以下の項目を観察してください.

- 血液の戻りが悪くなっていないか
- 輸液の滴下が悪くなっていないか
- 輸液ポンプの閉塞アラームが鳴っていないか
- 注入部に漏れや腫れがないか

5 感染症

カテーテル関連血流感染症（CRBSI）を減らすために以下のことに留意してください.

- 血管アクセスデバイスを挿入する術者は十分なトレーニングを受ける
- 必要最小限のルーメンを使用する
- 挿入および挿入後の管理について観察項目を文書化する
- 基本的な予防策で感染症を予防できなかった場合は専門のチームの導入を検討する

また，ミッドラインカテーテル留置中に感染症の症状（挿入部から 1 cm 以上の範囲に及ぶ発赤，硬結，浸出液，他の明らかな感染源を認めない発熱）が認められる場合，または患者がカテーテルに関連する疼痛や圧痛を訴える場合は，カテーテルを抜去してください.

| 表IV-1 | ミッドラインカテーテルと PICC の合併症に関する報告 |

結　果	No.(%)			OR (95%CI)	P 値	HR (95%CI)	P 値
	合　計 (n=10863)	ミッドライン カテーテル (n=5105)	PICC (n=5758)				
重篤な合併症	769 (7.1)	200 (3.9)	569 (9.9)	1.99 (1.61-2.47)	<0.001	1.21 (1.02-1.44)	0.03
血流感染	112 (1.0)	19 (0.4)	93 (1.6)	4.44 (2.52-7.82)	<0.001	1.76 (1.06-2.92)	0.03
カテーテル閉塞	510 (4.7)	105 (2.1)	405 (7.0)	2.24 (1.70-2.96)	<0.001	1.58 (1.26-1.97)	<0.001
深部静脈血栓症 (DVT)	160 (1.5)	74 (1.4)	86 (1.5)	0.93 (0.63-1.37)	0.70	0.53 (0.38-0.74)	<0.001
肺塞栓症	22 (0.2)	8 (0.2)	14 (0.2)	1.29 (0.46-3.61)	0.62	0.92 (0.36-2.32)	0.85

(Swaminathan L, Flandars S, Horowitz J, et al.: Safety and Outcomes of Midline Catheters vs Peripherally Inserted Central Catheters for Patients With Short-term Indications: A Multicenter Study. JAMA Internal Medicine, 182(1): 50-58, 2022 より作成)

合併症の頻度

　　合併症の頻度についてはさまざまな報告がありますが，ミッドラインカテーテルと PICC の比較を行った報告があります（表IV-1）[8]．CRBSI，カテーテル閉塞については，ミッドラインカテーテル群で少なかったと結論付けられております．

Column

イソジン® は乾くときに殺菌効果を発揮する？

　筆者が研修医のときに，「イソジン® は乾くまで待て」と教わりました．間違いではありません が，イソジン® は乾くことで殺菌効果を発揮するのではありません．イソジン® が殺菌 効果を発するためには，ヨウ素が遊離して，細菌やウイルスの細胞構造を酸化する必要があ ります．一般的に1〜2分かかるといわれており，その間，少し待つ必要があります．その時 間が，結果として乾く時間と同じくらいだったということだと思います．したがって，イソ ジン® を乾かそうと必死になって風を送っても意味はありません[1,2]．

　と，言いたいところですが，実際にはそうとも言い切れません．INS ガイドラインの「血 管アクセスデバイス関連合併症の静脈炎」の項には，「完全に乾燥していない皮膚消毒薬が穿 刺時に静脈内に侵入する」ことが，静脈炎の1つの原因と記載されています[3]．必死に風を 送っている人を馬鹿にしてはいけません．静脈炎予防のためと思って見守りましょう．

1) Haley CE, Marling-Cason M, Smith JW, et al.：Bactericidal activity of antiseptics against methicillin-resistant Staph-ylococcus aureus. Journal of Clinical Microbiology, 21（6）：991-992, 1985.

2) Laufman H：Current use of skin and wound cleansers and antiseptics. The American Journal of Surgery, 157（3）：359-365, 1989.

3) Nickel B, Gorski L, Kleidon T, et al.：Infusion Therapy Standards of Practice 9th edition. Journal of Infusion Nurs-ing, 47（1S）：S151, 2024.

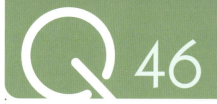

カテーテル抜去の方法はどうすればいいですか？

通常の末梢静脈カテーテルと同様に，ゆっくりとカテーテルを引っ張り，抜去後は刺入部を圧迫するだけです．

Column

書籍出版までの道のり

　ミッドラインカテーテルを導入し始めたときには，まさか自分が書籍を出版することになるなど夢にも思っておりませんでした．実際にミッドラインカテーテルが販売となり，何か参考になる書籍がないかと探してみましたが，2024年年初の時点では国内で販売されているものはなく，「それならば自分で書いてみるか！」という軽い気持ちで始めました．もちろん書籍出版の経験などありません．何から始めればいいのかわかりませんでしたので，PICCに関する書籍を出版されていた出版社に，とりあえずメールで問い合わせを行いました．書籍出版経験がなく，その分野で何の実績もない自分が，飛び込み営業を行っているも同然であり，軽くあしらわれるだろうと思っておりました．しかし，数日後に出版社の担当者から連絡があり，その後，Web面談を設定していただくことなりました．その中で，これまで自分が取り組んできたこと，どんな書籍を作りたいかなど，ミッドラインカテーテルに対する熱い（？）思いを伝えました．後日，編集会議にかけられ，無事に出版が決まりました．決まった後は，原稿を書くのみです．締め切りに追われ，大変な時期もありましたが，何とかこの本を仕上げることができました．思っていたほど本を出版するハードルは高くありません．読者の皆様もチャレンジしてみませんか．

文　献

1）小坂鎮太郎監：Argyle^{TM} Fukuroi Midline カテーテル管理マニュアル．2024.

2）Nickel B, Gorski L, Kleidon T, et al.：Infusion Therapy Standards of Practice 9th edition. Journal of Infusion Nursing, 47（1S）：S87, 151-174, 2024.

3）Zhao L, Fan X, Zhao L, et al.：Midline catheter tip position and catheter-related complications in antimicrobial therapy：A multi-center randomized controlled trial. International Journal of Nursing Studies, 141：104476, 2023.

4）関口昌央，荒川ゆうき，大隅朋生，ほか：中心静脈カテーテルからの逆流採血方法の差異とタクロリムス血中濃度測定の誤差に関する検討．日本造血細胞移植学会雑誌, 5（3）：87-92，2016.

5）Dickson HG, Flynn O, West D, et al.：A Cluster of Failures of Midline Catheters in a Hospital in the Home Program：A Retrospective Analysis. Journal of Infusion Nursing, 42（4）：203-208, 2019.

6）Kim SH, Hur S, Lee M, et al.：Outcomes of Venoplasty-Assisted, Peripherally Inserted Central Catheter Placement in Patients with Upper-Arm Venous Stenosis：Comparison with Midlines and Contralateral Placement. Journal of Vascular and Interventional Radiology, 33（2）：189-196, 2022.

7）Infusion Nurses Society：Infusion Nursing Standards of Practice. Journal of Infusion Nursing, 29（1）：S58-59, 2006.

8）Swaminathan L, Flanders S, Horowitz J, et al.：Safety and Outcomes of Midline Catheters vs Peripherally Inserted Central Catheters for Patients With Short-term Indications：A Multicenter Study. JAMA Internal Medicine, 182（1）：50-58, 2021.

Part **IV**

ミッドラインカテーテルの固定と挿入後管理

あとがき

雨垂れ石を穿つ

　子供を寝かしつけるときに読んでいた絵本に出てきた言葉で，私が好きな言葉の一つです．小さな雨滴でも，長い時間をかければ石に穴を開けることができるという現象に由来し，「小さな努力でも，根気よく続ければ大きな成果を生む」という教訓を表しています．

　私のこれまでの人生で，努力せずにできたことは，ほとんどありません．多くの場面で苦労してきました．勉強もその一つです．小学校4年生の理科の時間のことです．バレーボールを月に見立て，ボールに照明をあてて，月の満ち欠けを学ぶ授業がありました．周りの友人たちは理解しているのに，私には難しくてわかりませんでした．今でも太陽が動いているのか，月が動いているのか私は知りません．また，効率よく勉強するというのも苦手で，中学3年生のときには何を思ったのか，「歴史の教科書をひたすら写す」という，とんでもない勉強法を始めてしまいました．それが無意味だと気付くのに半年もかかり，受験の結果は案の定，思わしくありませんでした．人とのコミュニケーションにも課題があります．浪人中のことですが，コンビニでお弁当を買ったとき，「温めますか？」と聞かれ，「お願いします」と言えませんでした．誰とも話さず，こもって勉強していたせいで声の出し方を忘れてしまった衝撃は今でも忘れません．医師になって10年以上経ちますが，いまだに，カンファレンスでのプレゼンは緊張します．発表前になるとPHSが鳴ってくれないか秘かに期待してしまいます．勉強もコミュニケーションも得意でないなら，芸術はどうでしょうか．残念ながら絵は下手，字は汚い，音楽の才能もありません．ここ1年くらい時間を見つけては熱心にピアノの練習をしていますが，上達する気配は一向にありません．ピアノ経験者の妻は「～を弾いて」と言えば，どんな曲でも即興で弾くことができます．弾いている姿を見ていると，指の長さが倍くらいあるのではないかと錯覚するほどです．この違いはなんでしょう……．

　前置きが非常に長くなってしまいましたが，これは私が実際に苦労していることの一部です．誇張ではなく，すべて事実です．こんな私ですが，なんとかこれまで仕事を続けてこられたのは職場の皆様の優しさがあってこそだと思います．日々感謝の気持ちを忘れないように心がけています．一方で，周りの優しさに甘えることなく，「すぐに結果が出なくても，コツコツ努力を続けること」も大切にしています．ミッドラインカテーテル挿入においても，かなり苦戦しましたが，様々な書籍やYouTubeで勉強し，シミュレーター等で練習を続けることで，少しずつコツをつかんだように思います．エコーガイド下血管穿刺に慣れていない方は，最初は難しいと感じるかもしれません．しかし，この手技自体はそれほど特殊な技術を要するものではありません．雨垂れが石を穿つよう，コツコツ練習を続ければ必ずできるようになります．本書を参考にして，多くの施設でミッドラインカテーテルが使用されることを期待します．

2025年1月

佐賀大学医学部附属病院高度救命救急センター　助教

中山賢人

索 引

英 語

A

accelerated セルジンガー法 76
Argyle™ Fukuroi Midline カテーテル 10,14
ARROW Midline カテーテル 13

C

CDC 23,56
CHDF（continuous hemodiafiltration）...... 5,22
CICC 2,23,30,34
CRBSI 108

E

ECMO（extracorporeal membrane
oxygenation）........................... 5,22
EICU 18,19
ESPEN 46

G

Green Zone 66,101

I

INS 31,102,113
iViz air 41

J

jabbing motion 65,83

K

KOSMOS Series 41

M

MAGIC（Michigan Appropriateness Guide for
Intravenous Catheters）............ 23,34
MRI 6

N

NP 80,106

P

pH 9,31,109
PICC 2,6,15,23,34
──との使い分け 28
──への入れ替え 108

R

REBOA（resuscitative endovascular balloon
occlusion of the aorta）................ 94
Red Zone 66

S

SSCG 31
Sweep scan technique 57
Swing scan technique 57,83

V

Virchow の 3 徴 75
Vscan Air 41
V-V ECMO 94

Y

Yellow Zone 66,101

日本語

あ

一般病棟	41,53
医療事故調査・支援センター	26
うっ血性心不全	49
腋窩静脈	14
エコー	39
——ガイド下血管確保	62,73,94
——ガイド下末梢静脈カテーテル	23,34
——画面	64
——の位置	52
——の機種選定	40
——の高さ	55
追いかけ法	62,82,89

か

外傷	27
外旋	48
外転位	48
外筒	68,77,88
ガイドワイヤー	11,76,90,108
——遺残	69
——操作	69
——付き穿刺針	90
——抜去	114
化学的静脈炎	109
合併症	5,9,32,109
カテーテル関連血流感染症	108
カテーテル径	46
カテーテル長	16
カテーテルの選択	22

カテーテルの先端位置	28
カテーテル閉塞	109,111
がん化学療法薬剤	109
看護師	80
感染症	111
感染性静脈炎	109
貫通法	75,76
機械的静脈炎	109
逆血	14,86,88,105
救急集中治療室	18,19
局所麻酔	61
金属針	68
空気塞栓	50
くも膜下出血	25
血圧測定	103
血液凝固能亢進	75
血管外漏出	9,109,110
血管径	29,46
血管選択の流れ	45
血管の固定	65
血管の深さ	47,71
血管壁損傷	75
血管迷入リスク	5,38
血管攣縮	61
血栓症	75
血栓リスク	66,75
血流うっ滞	75
高濃度 K 製剤	27
後壁穿刺	71
——のリスク	78,86
高齢者	48
固定	17,98

さ

サーフロー Midela	13
座位	49
採血	14,94,104
在宅診療	80
三次医療機関	80
シースダイレーター	76
指示簿	27
持続的血液濾過透析法	5,22
尺側皮静脈	43,48
シャフト	83
出血	99
——性ショック	24
昇圧剤	31
小児	29
静脈炎	9,109
静脈炎スケール	109
静脈血栓	75
静脈損傷	66
静脈の走行	43
上腕静脈	43,48
上腕動脈	43
処置台の位置	52
シリンジ	74
シングルルーメン	7,18
神経損傷	109,111
浸潤	110
心タンポナーデ	101
浸透圧	9
——性脱髄症候群	18
深部静脈血栓症	109
診療看護師	80,106
ストローク	88

清潔操作	56
清潔フィルム	56
正中神経	44,111
生理食塩液	105
セルジンガー法	76
穿刺角度	70,89
穿刺血管の選定	39
穿刺時の視線	77
穿刺時の体勢	51
穿刺針	11,61
——の選定	68
穿刺体位	48
穿刺のコツ	62
穿刺の全体像	62
穿刺部位	7,66
造影剤	6
鼠径部	22,94,104

た

体外式膜型人工肺	5,22
大腿動脈	94
ダイレーション	55
ダイレーター	11,61
タスクシェア	106
タスクシフト	106
ダブルルーメン	7,18,46
短軸像	57
短軸法の特徴	78
単包ゼリー	56
中心静脈栄養	27
中心静脈カテーテル挿入	26,30
中心マーカー	40
中枢挿入型中心静脈カテーテル	3

長期留置	6	皮膚トラブル	99
長軸法	57,83	皮膚のたるみ	48,65
──の特徴	79	プラスチックカニューレ破損	68
低 Na 血症	18	プラスチック外筒付き留置針	68
デバイス選択アルゴリズム	23	フラッシュ	104,107,111
点滴漏れ	22	プレスキャン	39,45,79
同意書	32	──の手順	57
透視	38	プローブ	84
──室	80	──の圧迫	88
透析	27	──の厚み	71
橈側皮静脈	14,43	──の持ち方	51
動脈誤穿刺	68,109	米国疾病管理予防センター	56
動脈損傷	111	米国輸液看護協会	9,31
動脈ライン（A ライン）	90,94,103	ヘパリン加生理食塩液	104,107
ドレッシング材	66,98	縫合固定	98
		ポータブルエコー	40

な

内頸静脈	51,94
内側前腕皮神経	44
ニカルジピン	9
熱傷	27
ノルアドレナリン	9

ま

マキシマル・バリアプリコーション	56
末梢静脈カテーテル	6
末梢挿入型中心静脈カテーテル	2
マンシェット	20,103
慢性期の患者	80
ミッドラインカテーテル	2
──による採血	104
──の固定	98
──の先端位置	14,101
──の挿入手順	36
──の適応患者	22
滅菌ガウン	56

は

敗血症診療ガイドライン	31
バスキュラーアクセス	24
働き方改革	106
針先が見つからないとき	81
針先を描出し続ける方法	84
針先を見失ったときの対処法	84
針の持ち方	74
パルシングフラッシュ	104
皮膚損傷	20

や

薬剤の適応	7

有効長 …………………………………………… 14,16,38

輸液 ………………………………………………… 104

　——関連静脈炎の視覚的評価尺度 ………… 110

　——後静脈炎 ………………………………… 109

ら

留置期間 …………………………………… 7,28,107

レントゲン ……………………………………… 100

監修者・著者略歴

◎ 監修者

阪本雄一郎　佐賀大学医学部救急医学講座 教授

佐賀大学医学部附属病院一般・消化器外科研修後，佐賀県立病院好生館（現 佐賀県医療センター好生館），日本医科大学千葉北総病院等での勤務を経て，2010 年より現職．佐賀大学 学長補佐・佐賀大学医学部附属病院副病院長を兼任．

日本救急医学会 専門医・指導医・評議員，日本集中治療学会 専門医・評議員，日本外傷学会 専門医・評議員，日本救命医療学会 理事・評議員・規約改正委員，日本臨床救急医学会 評議員，ほか多くの役員等兼任．

◎ 著　者

中山賢人　佐賀大学医学部附属病院高度救命救急センター 助教

2014 年 佐賀大学医学部医学科卒業，同附属病院で初期研修．国立国際医療研究センター，福岡大学病院 ECMO センターでの短期研修を経て，2019 年より現職．

日本救急医学会救急科 専門医，日本集中治療医学会集中治療 専門医・評議員，日本急性血液浄化学会 認定指導者，日本呼吸療法学会 呼吸療法専門医，臨床研修指導医

やんちゃな男児 2 人の父．子育てに奮闘中．2019 年，2021 年に育休取得（1 ヵ月）し，「連続した睡眠を確保する」ことを目標に，夜間は妻と 2 人で，完全シフト制（20〜2 時，2〜8 時）で新生児育児を実践しました．ふらふらになりながら，深夜 2 時に引継ぎをしたのはいい思い出です．そんな子供たちも成長し，幼稚園児に．先日参加した保育士 1 日体験では，子どもたちにおもちゃにされました．モットーは「17 時 30 分までに帰宅！」．

すぐわかる！ミッドラインカテーテル 46の疑問

2025年4月1日　1版1刷　　　　　　　　©2025

監修者　　　著　者
さかもとゆういちろう　なかやまけんと
阪本雄一郎　中山賢人

発行者
株式会社　南山堂　代表者　鈴木幹太
〒113-0034　東京都文京区湯島 4-1-11
TEL 代表 03-5689-7850　　www.nanzando.com

ISBN 978-4-525-41241-8

JCOPY　<出版者著作権管理機構　委託出版物>
複製を行う場合はそのつど事前に(一社)出版者著作権管理機構(電話03-5244-5088,
FAX 03-5244-5089, e-mail: info@jcopy.or.jp)の許諾を得るようお願いいたします.

本書の内容を無断で複製することは，著作権法上での例外を除き禁じられています．
また，代行業者等の第三者に依頼してスキャニング，デジタルデータ化を行うことは
認められておりません．